호르몬 다이어트

비만 호르몬을
잠재우는
마법의 식사법

호르몬 다이어트 비만 호르몬을 잠재우는 마법의 식사법

2018년 3월 29일 1판 1쇄
2024년 6월 28일 1판 3쇄

지은이 이원천

편집 최일주·이혜정·김인혜 **교정·교열** 한지연 **디자인** 김민해
제작 박흥기 **마케팅** 이병규·양현범·이장열·김지원 **홍보** 조민희

인쇄 천일문화사 **제책** J&D바인텍

펴낸이 강맑실 **펴낸곳** (주)사계절출판사
등록 제406-2003-034호 **주소** (우)10881 경기도 파주시 회동길 252
전화 031)955-8588, 8558 **전송** 마케팅부 031)955-8595 편집부 031)955-8596
홈페이지 www.sakyejul.net **전자우편** skj@sakyejul.com
블로그 blog.naver.com/skjmail **페이스북** facebook.com/sakyejul
트위터 twitter.com/sakyejul **인스타그램** instagram.com/sakyejul

ⓒ이원천 2018

값은 뒤표지에 적혀 있습니다. 잘못 만든 책은 구입하신 서점에서 바꾸어 드립니다.
사계절출판사는 성장의 의미를 생각합니다.
사계절출판사는 독자 여러분의 의견에 늘 귀 기울이고 있습니다.
이 책은 저작권법에 따라 보호받는 저작물이므로 무단전재와 복제를 금합니다.

ISBN 979-11-6094-337-5 13510

호르몬 다이어트

이원천 지음

비만 호르몬을
잠재우는
마법의 식사법

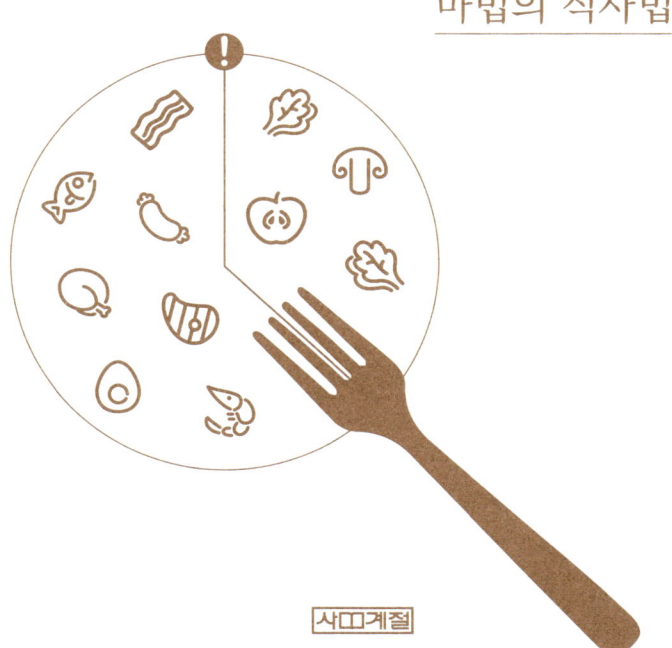

사계절

차례

제1장 다이어트의 정답을 말한다!

도대체 왜 안 빠지는 거야? 9
정답을 알면 실패하지 않는다 13
호르몬 다이어트가 당신을 책임진다 17
호르몬 다이어트의 4요소 21
3주 만에 새로운 몸으로 변신하라 28

제2장 잘못된 다이어트 상식에 속지 마라

새 모이만큼 먹는다고 새처럼 가벼워지는 건 아니다 35
삼겹살을 먹으면 뱃살이 될까? 39
죽자고 운동해도 뱃살은 안 빠진다 43
현미 채식을 계속할 수 있다면 당신은 대한민국 1% 49
뱃살엔 윗몸일으키기? 턱살은 어쩔 거야…… 53
해독 주스 디톡스, 간은 더 힘들다 56

제3장 살이 잘 빠지는 몸으로 변신하라

원칙 1 지방 배터리를 켜라 61
— 박스 "샐러드도 당분이라고요?!" 67
원칙 2 단백질은 손바닥만큼만 먹어라 69
— 박스 황제 다이어트의 실패 76
원칙 3 염증을 만드는 음식을 피하라 78
— 박스 버터와 삼겹살 81
원칙 4 스트레스를 줄여라 83
원칙 5 뜨겁게 살아라 92

— 박스 "임신 때 체중 그대로예요" 97
원칙 6 영양 결핍에서 벗어나라 99
— 박스 "부기가 너무 안 빠져요" 106

제4장 따라 하기만 해도 살이 빠지는 3주 플랜

3주 만에 몸을 리셋하자 111
무엇을, 언제, 얼마나 먹을 것인가 115
한 끼 식사는 이렇게 정하라 120
— 박스 "왜 단백질을 주식으로 하나요?" 122
당신의 손이 저울이다! 124
하루 식단 128
3주간의 다이어트, 그리고 그 후 136
자주 묻는 질문 142

제5장 살 빠지는 음식만 골라 먹어라

어떤 음식이 살찌게 만들까? 157
먹으면 살이 찌는 음식 161
먹어도 좋은 음식 178
가공식품을 고르는 요령 189
추천 가공식품 리스트 193

부록 당질에 대한 상식과 다이어트를 위한 식단 제안

1. 당질, 제대로 알아보자! 216
2. 좋은 지방을 골라 먹자! 220
3. 요리 기본 상식 224
4. 식단 구성 231

제1장

다이어트의
정답을 말한다!

도대체 왜
안 빠지는 거야?

"전에도 다이어트를 해 본 적이 있나요?"

다이어트를 하기 위해 내원한 분들에게 내가 하는 첫 번째 질문이다. 열의가 얼마나 있는지 궁금하기도 하고, 이전에는 어떤 방법으로 다이어트를 했는지도 중요하기 때문이다.

그때 되돌아온 한 중년 여성의 대답에 나는 할 말을 잃고 말았다.

"다이어트요? 저는 중학생 이후로 계속 다이어트 중이에요."

'에이, 그럴 리가요? 허풍도 심하시네!'라는 말이 목구멍까지 올라올 뻔했다. 하지만 여전히 진지한 표정 그대로인 분에게 차마 그렇게까지 말할 수는 없었다. 그때는 본래 그분 표현이 그런가 보다 여기고 그냥 넘겼다. 하지만 놀랍게도 비슷하게 말하는 사람을 그 후로도 심심찮게 만날 수 있었다. 어째서 수십 년째 다이어트 중인 사람이 이렇게도 많단 말인가!

현대를 살아가는 여성들에게 다이어트는 평생을 안고 가야 할 숙제다. 당장은 다이어트를 하고 있지 않더라도 항상 머릿속에서는 다이어트 생각이 떠나지 않는다. 심지어 밥을 먹으면서도 새로 나온 다이어트 정보를 서로 주고받는다. 다이어트에 대한 사람들의 이런 열망에 답하듯 해마다 새로운 다이어트 방법이 대중 매체에 소개되고 또 유행처럼 사람들 사이에 빠르게 퍼져 나간다. 덴마크 다이어트, 사우스 비치 다이어트, 레몬 디톡스, 바나나 다이어트, 바질 씨앗 다이어트……. 누구나 한 번쯤은 들어 보았을 법한 유명한 다이어트 방법들만 떠올려도 한 손에 꼽기 어려울 정도다. '이 방법이라면 반드시 성공할 거야!'라고 다짐하며 너도나도 따라 해 보지만 성공했다는 소문만 떠돌 뿐 성공한 사람은 좀처럼 만나기 힘들다. 도대체 이놈의 살은 왜 이렇게 안 빠지는 걸까?

"전 절제가 안 돼요. 아무래도 의지박약인가 봐요."

다이어트에 실패한 사람들이 하는 가장 전형적인 반응은 모든 것을 자기 탓으로 돌리는 일이다. 꼭 성공하겠다며 주변에 호언장담을 하고 야심 차게 다이어트를 시작했지만 이번에도 실패하고 말았기 때문이다. 사실은 그대로 따라 하려니 힘들기만 하고 살은 안 빠져서 그만둘 수밖에 없었지만 말이다. 그들은 괜히 우스운 사람이 되고 말았다며 겸연쩍어 한다. 이제는 주변에서도 다들 "넌 의지박약이라 안 돼!"라며 핀잔을 주기 일쑤다. 하지만 정말 이들에게 부족했던 것이 의지력이었을까?

결론부터 말한다면 살을 못 빼는 건 의지력과는 아무런 관계가 없다. 만약 몸매가 의지력의 결과라면 지금 뚱뚱한 사람들은 아침마다 "난 뚱뚱해질 거야!"라고 다짐하고 있다는 말인가? 그런 사람이 있을 리가 만무하다. 누구도 뚱뚱해지기를 원해서 뚱뚱해진 사람은 없다. 날씬하기를 원하는 사람도 마찬가지다. 그들도 마음속으로는 항상 살을 빼고 싶다고 계속 외치고 있다. 하지만 다이어트가 생각처럼 잘 안 되는 것일 뿐 의지력이 없어서 그런 것은 절대 아니라는 말이다. 아무리 의지력이 불타오른다 해도 의지력으로 지방을 태울 순 없다.

사람들은 매일 열심히 운동하고 조금씩만 먹으면 반드시 살이 빠진다고 생각한다. 정석을 지키면 실패하지 않을 거라 믿는다. 그렇기 때문에 살이 안 빠지면 원칙대로 꾸준히 실천하지 않아서 그렇다고 단정해 버린다. 그러다 보니 뚱뚱한 사람은 자기 관리를 못 하는 나태한 사람이 되고 만다. 정말 억울한 일이다. 사실은 너무 바빠서 정작 자신의 몸에는 신경 쓸 여유가 없는 사람들일 텐데도 말이다. 실제로는 바쁜 와중에도 나름대로 노력을 해 온 사람들이 더 많다. 없는 시간을 쪼개서 다이어트를 해 보겠다며 의지를 불태운다. 헬스클럽도 다녀 보고 보조 식품도 사 먹고 단식을 하는 사람도 있다. 하지만 결과는 대부분 신통치 않다. 1년 이상 PT를 받으면서 운동해도, 2주간 단식원을 갔다 와도 살이 빠지지 않는 경우가 허다하다. 날씬해지기에는 여전히 그들의 의지력이 부족한 걸까……? 글쎄, 나는 그렇지 않다고 생각한다. 만약 살을 빼는 데 이보다 더 큰 의지력이 필요하다면 차라리 다이어트와의 질긴 악연을 끊는 편이 훨씬 더 낫지 않을까?

정답을 알면 실패하지 않는다

세상의 모든 일에는 정답이 있기 마련이다. 어떻게 하면 되는지 알고 있다면 쉽게 해결할 수 있는 일인데도 답을 모르면 실패할 가능성이 많다. 고생은 고생대로 하고 아무런 결과를 얻지 못하게 된다. 그렇기 때문에 쓸데없이 고생하지 않고 실패하지 않으려면 먼저 어떻게 해야 하는지부터 고민하는 것이 순서다.

다이어트에 실패하는 원인은 의지박약 때문이 아니다. 진짜 원인은 당신이 했던 다이어트 방법이 틀렸다는 데 있다. 잘못된 다이어트 방법을 따라 했으니 실패하는 게 당연하다. 틀린 공식으로는 수학 문제를 잘 풀 수 없듯이 방법이 틀렸다면 아무리 노력해도 다이어트에 성공하기 어렵다. 어쩌다 성공하는 사람도 있을 수는 있다. 하지만 그건 요행에 불과하다. 찍어서 수학 문제를 맞히는 경우도 있지 않은가. 그런 행운은 누구에게나 일어나는 일이 아니다. 어쩌다 한 번 성공했다고 해도 다음번에 다시 성공할 가능성은 별로 없다. 내가 만난 다이어트 환자들은 이런 말을 자주 한다. "왕년에는 이렇지 않았는데…….", "전에는 술만 끊어도 살이 쭉쭉 빠졌는데……." 당연하다. 젊고 건강한 몸이라면 방법이 뭐였건 간에 살이 잘 빠졌을 것이다. 그다지 힘들게 노력하지 않더라도 말이다. 하지만 지금 당신의 몸은 그렇지 않다. 그냥 대충 해서는 빠지지 않는 몸이 되고 말았다. 이젠 제대로 된 공식이 없으면 풀 수 없는 수학 문제를 만난 것이다.

다이어트에는 의지력이 필요하다. 굶주림을 참을 의지력이 아니라 제대로 된 다이어트 방법을 찾을 의지력 말이다. 그냥 옆에서 말하는 대로 따라 해서는 실패할 확률이 높다. 제대로 된 방법을 선택했다면 이미 절반은 성공한 셈이다. 정말 제대로 된 다이어트라면 다이어트를 하는 중에 이미 스스로 몸의 변화를 느낄 수 있다. 그렇기 때문에 계속하고 싶은 의지가 저절로 샘솟는다. 힘들다는 느낌도 별로 없다. 최소한 의지력이 부족하다며 자신을 비난하는 일은 생기지 않는다.

이제 더 이상 다이어트에 실패했다고 자신의 의지력을 탓하지 말라. 당신에게 정말 필요한 것은 의지력이 아니라 제대로 된 다이어트 방법이다. 정답대로 실천한다면 많은 사람이 그러했듯 당신 역시 성공적으로 살을 빼고 의지박약이란 오명에서도 벗어날 수 있다.

 그렇다면 어떤 다이어트 방법이 가장 좋다고 할 수 있을까? 당연히 성공할 가능성이 높은 방법이다. 조금은 힘들더라도 결과가 확실할수록 더 좋은 방법이라고 할 수 있다. 물론 몸을 해치지 않는 방법이라야 하는 건 당연하다. 그런데 별로 힘들지도 않고 살까지 잘 빠진다면 더 이상 바랄 것이 없다. 감히 다이어트의 정답이라고 불러도 좋을 것이다.
 그런 면에서 '호르몬 다이어트'는 다이어트의 정답이다. 물론 다이어트에 다른 정답들도 있을 수 있지만 지금까지 내가 경험하고 공부해 온 바로는 호르몬 다이어트가 정답이다. 다이어트의 원칙을 지키기만 한다면 거의 예외 없이 살이 빠진다. 원칙을 100% 지키면 더 많이 빠지고 50%만 지키면 그보다 덜 빠지겠지만 어쨌든 살이 빠진다는 것만은 틀림없다. 식사 때마다 번번이 복잡하게 칼로리를 계산할 필요도 없다. 식사 원칙을 지키다 보면 저절로 식사량을 조절할 수 있게 된다. 그렇다고 만날 맛없고 지루한 식단으로 먹으라는 얘기가 아니다. 신선한 채소와 고기, 해산물을 자유롭게 먹을 수 있다. 닭 가슴살과 달걀흰자만 먹는 지루한 다이어트와는 차원이 다르다. 또 저칼로리 식단을 지키기 위해 마지막 1g의 지방까지 빼라고 말하지도 않는다. 일부러 저지방 식품을 골라 먹어야 한다거나 종이를 씹는 것 같은 퍽퍽한 음식은 먹지 않아도 된다는 말이다. 심지어 참치나 셀러리에 마요네즈를 듬뿍 뿌려 먹어도 상관없다.

배고픔을 무조건 참으라고 말하지도 않는다. 호르몬 다이어트에서는 배가 고프다면 오히려 양을 늘리라고 말한다. 그것이 당연하지 않은가? 식사 원칙을 지키면 자연스럽게 양은 줄게 된다. 참을 수 없는 식욕 때문에 고생하는 사람이라면 '국 한 그릇 식사'를 활용할 수 있다. 배고픈 늑대처럼 날뛰던 식욕이 어느 순간 순한 양처럼 가라앉는 것을 느끼게 될 것이다. 더 이상 굶주리지 않아도 살을 뺄 수 있다. 그래도 배가 고프다면 더 먹어라. 참지 못하고 음식을 먹는다고 해도 절대 실패가 아니다. 당신은 변화하고 있는 과정에 있을 뿐이다. 절대 스스로를 비난할 필요도 없으며 다이어트에 실패하지도 않을 것이다.

자, 다이어트의 정답이 여기 있다. 이 책을 고른 것으로 이미 당신은 다이어트의 절반을 성공했다. 이제부터는 진짜 당신의 의지가 필요하다. 이 책에서 알려 주는 대로 실천해 보라. 그러면 원하던 대로 마침내 다이어트에 성공할 것이다!

호르몬 다이어트가
당신을 책임진다

 지금까지 알려진 다이어트의 절대 원칙은 단순하다. 적게 먹고 열심히 운동하라. 이 얼마나 간단하고 명확한 메시지인가! 많은 다이어트 전문가들은 이 절대 원칙을 조금의 의심도 없이 받아들였다. 그들은 살이 찌는 이유가 단순히 칼로리의 과잉에 있다고 설명한다. 당신의 허리를 둘러싸고 있는 지방은 식탐을 참지 않은 결과이며, 소파에 편안히 앉아 있었던 게으름이 낳은 비극이라는 얘기다. 그래서 넘쳐 나는 칼로리를 줄일 수 있는 여러 다이어트 방법들을 세상에 내놓았다. 하지만 아쉽게도 결과는 메시지만큼 훌륭하지 못했다. 다이어트를 하는 사람이 늘어나는데도 불구하고 사람들은 점점 더 뚱뚱해지고 있다. 지금의 인류는 역사상 가장 뚱뚱한 인간이 되어 버렸다. 이제는 스스로 다이어트의 전문가라고 자부했던 사람들이 틀렸음을 인정해야 할 때가 온 것이다.

호르몬 다이어트는 칼로리가 아니라 당신의 몸에 집중한다. 왜 당신의 몸은 지방을 쌓아 두기만 하고 태우지 않는가? 이 문제를 해결한다면 다이어트에 실패할 이유가 없다. 물론 먹는 양을 조금만 줄이거나 며칠만 운동을 해도 살이 쉽게 빠지는 사람이라면 여기에 동의하지 않을는지도 모르겠다. 하지만 나는 살이 잘 빠지지 않는 대다수 사람들을 위해 이 책을 썼다. 그들에게는 이 방법이 도움이 될 것이라고 확신한다. 당신에게 맞는 방법인지 궁금한가? 그렇다면 먼저 자신이 다음 체크 리스트에 어느 정도 해당하는지부터 확인해 보라.

옆의 체크리스트 항목들에 해당하는가? 그렇다면 당신에게 호르몬 다이어트를 적극 추천한다. 다이어트를 시작하고 1주일 안에 그동안 꿈쩍도 하지 않던 체중계의 눈금이 내려가는 기적을 직접 눈으로 확인할 수 있을 것이다. 물론 충분한 시간 동안 노력한다면 반드시 목표한 만큼 살을 뺄 수 있다. 뿐만 아니라 몸 자체에도 큰 변화가 찾아올 것이다. 그동안 망가져 있던 몸속의 대사 작용이 정상으로 회복되기 때문이다. 무기력하고 피곤한 몸에 다시 활력이 넘치고 아침이면 상쾌한 기분으로 일어날 수 있게 된다. 수시로 당신을 괴롭혔던 두통이나 관절 통증은 아예 사라진다. 여드름, 알레르기로 민

- ☐ 몸이 적응했는지 굶어도 더 이상 살이 안 빠져요.
- ☐ 너무 피곤해서 운동을 못 하겠어요.
- ☐ 스트레스 때문에 자꾸 폭식을 하게 돼요.
- ☐ 밥, 빵, 면 없이는 못 살겠어요. 혹시 탄수화물 중독인가요?
- ☐ 병원에서 콜레스테롤 수치가 너무 높다고 야단맞았어요.
- ☐ 너무너무 추워요. 손발은 얼음장이고요.
- ☐ 저녁이면 너무 피곤해서 몸을 거의 끌고 다녀요.
- ☐ 피부가 너무 민감해요. 게다가 이 나이에 여드름이라니…….
- ☐ 지긋지긋한 두통, 오늘도 두통약을 먹었어요.
- ☐ 생리 전에 너무 많이 부어요. 생리통도 심하고요.
- ☐ 저는 왜 벌써부터 여기저기 관절이 쑤실까요?
- ☐ 제 어깨 위에 올라타 있는 곰이 몇 마리인지 모르겠어요.
- ☐ 우리 애가 뚱뚱해서 키가 안 커요.
- ☐ 잠을 잘 못 자서 아침이면 늘 비몽사몽이에요.
- ☐ 방광염이 너무 자주 생겨요.
- ☐ 당 떨어지면 손이 떨려서 뭐라도 먹어야 해요.
- ☐ 전 당뇨병이에요.
- ☐ 이젠 더 이상 식욕 억제제나 신경 안정제는 먹고 싶지 않아요.

감했던 피부는 안정을 되찾고 매끈하게 변한다. 한마디로 몸이 다시 젊어지는 것이다.

    그래서 호르몬 다이어트는 다이어트 방법인 동시에 뛰어난 건강법이다. 많은 사람들이 이 다이어트를 얼마나 길게 해도 되는지를 묻는다. 나의 대답은 "평생 해도 좋다."이다. 당신이 그만두고 싶지 않다면 말이다. 더 이상 살을 빼고 싶지 않다면 식단의 원칙만 지키고 음식량은 조절하지 않아도 괜찮다. 당신의 몸에 맞는 체중이 되면 아마 스스로 느낄 수 있을 것이다. 일단은 정해진 3주를 한번 실천해 보라. 그 결과가 몹시 만족스럽다면 원하는 체중이 될 때까지, 그리고 당신의 몸이 더 젊어질 때까지 계속 유지하라!

호르몬 다이어트의
4요소

 지방은 에너지를 만드는 재료다. 음식을 먹지 못할 때를 대비해 미리 저장해 둔 에너지가 바로 지방이다. 하지만 뚱뚱해진 몸은 지방을 제대로 활용하지 못한다. 음식을 먹지 않는데도 불구하고 저장해 둔 지방을 태우지 않는다. 뚱뚱해진 몸은 언제나 지방 대신 당분만 사용하려 들기 때문이다. 이렇게 비정상적으로 반응하는 몸으로 칼로리 조절을 해 봤자 지방이 줄어들 리가 없다. 영양분이 부족해져서 오히려 몸만 더 망가질 뿐이다. 심지어 적게 먹는데도 지방은 늘어나는 경우도 많다. 에너지가 없는 당신의 몸은 배고프고 피곤하다는 신호를 계속 보낼 뿐 절대 지방을 태우지 않는다. 한마디로 뚱뚱해진 몸은 지방을 에너지로 만드는 시스템 전체가 고장 난 셈이다.

어떻게 하면 지방을 잘 태우는 몸이 될 수 있을까? 호르몬 다이어트는 여기에 집중한다. 바꿔 말하면 다이어트의 모든 과정이 고장 난 몸을 정상으로 되돌려 놓는 데 맞춰져 있다. 몸이 정상을 회복하여 지방을 잘 태울 수 있게 되면 살은 저절로 빠진다. 힘들게 노력하지 않더라도 말이다. 호르몬 다이어트에서는 그동안 소개된 많은 다이어트 이론을 검토한 후 핵심에 해당하는 내용들을 집약해서 4개의 중요한 요소로 정리했다. 이 4요소만 잘 지키고 활용한다면 당신 역시 다이어트에 성공할 수 있다.

살 빠지는 음식

다이어트는 절대적으로 음식이 좌우한다. 음식을 제대로 조절해야만 순조롭게 살을 뺄 수 있다. 또 적게 먹으라는 소리냐고? 아니다. 그 흔해 빠진 칼로리 얘기를 하자는 게 아니다. 내가 말하고 싶은 것은 음식의 양이 아니라 질이다. 어떤 음식을 먹느냐가 다이어트의 성패를 결정한다는 의미다.

밥, 빵, 면, 과일 등 탄수화물을 먹으면서 하는 다이어트는 결국 실패한다. 탄수화물은 살찌는 음식이기 때문이다. 살찌는 음식이 몸에 들어가면 지방을 만드는 호르몬을 활성화한다. 그래서 먹는 대로 지방이 늘어나게 된다. 이런 상황을 피하고 싶다면 살 빠지는 음식만 골라 먹어야 한다. 그렇게 하면 다이어트를 하면서도 더 이상 굶주리지 않아도 된다. 배가 불러도 살이 빠지기 때문이다. 방법도 어렵지 않다. 신선한 채소와 고기, 생선 등 몸에도 좋고 맛도 있는 음식들 위주로 식단을 구성하면 된다. 살 빠지는 음식을 먹는 것만으로도 이미 다이어트는 성공한 것이나 마찬가지다. 이 책에서는 어떤 음식이 살찌게 만드는지, 또 어떤 음식이 살을 빠지게 만드는지 상세하게 알려 준다. 다이어트에 성공하고 싶다면 적게 먹든 많이 먹든 반드시 살 빠지는 음식만 골라 먹어라.

체온 업

뚱뚱한 사람치고 몸이 차갑지 않은 사람이 별로 없다. 갈수록 손발이 차갑고 기운이 없는 허약형 비만이 늘어나고 있는 것이 현실이다. "나는 뚱뚱해서 더위를 많이 탄다. 오히려 땀이 너무 많이 나서 불편할 정도다."라며 반론을 제기하는 사람도 있을 것이다. 하지만 그것은 더위와 갑갑함을 혼동해서 생긴 오해다. 사실 몸이 뜨거운 것과 갑갑한 것은 전혀 다르다. 몸에 열이 많은 사람이라면 찬물로 샤워를 하고 겨울에도 티셔츠 한 장만 입고 다녀야 한다. 반면에 부기(浮氣)가 있고 갑갑함을 느끼는 사람은 더운 것도 싫지만 차가운 것도 싫어

한다. 특히 몸에 차가운 물이 직접 닿는 걸 별로 좋아하지 않는다. 뚱뚱해서 땀을 많이 흘린다는 이들도 대개는 부기 때문에 갑갑함을 자주 느끼는 사람들이다. 습도가 높은 장마철이 더 후텁지근하게 느껴지는 것처럼 부기가 있으면 체온이 낮아도 쉽게 덥다고 느낀다.

체온이 낮다는 건 그만큼 대사 활동이 낮아졌다는 걸 의미한다. 그래서 정상인 사람보다 에너지를 적게 사용한다. 그러다 보니 조금만 먹어도 생활하는 데 아무런 문제가 없다. 만약 이런 사람이 정상적인 양의 음식을, 그것도 살찌는 음식을 주로 먹는다면 어떻게 될까? 당연히 살이 찐다. 보통의 1인분이래도 그 사람에게는 필요 이상으로 많은 양이기 때문이다. 주변을 둘러보면 뚱뚱한데도 별로 많이 먹지 않는 사람이 의외로 많다. 심지어 물만 먹어도 살이 찐다는 얘기까지 나온다. 이런 사람들은 모두 체온이 낮아서 몸의 활동이 떨어져 있을 가능성이 높다. 게다가 체온이 낮아지면 에너지를 만드는 효소가 잘 활동하지 않기 때문에 기운도 생기지 않는다. 그래서 자꾸 쉬고 싶고 뭔가 먹어야겠다는 생각만 들게 된다. 운동을 하면 체온이 올라갈 수도 있겠지만 기운이 없어 운동도 못 한다. 기운이 없어서 움직이기 싫고 움직이지 않으니 몸이 더 차가워지는 악순환에 빠진 것이다.

호르몬 다이어트는 몸의 체온을 올릴 수 있는 음식과 생활 습관을 통해 이 문제를 해결한다. 따로 힘들게 애쓰지 않더라도 점점 몸이 따뜻해지고 기운이 늘어난다. 여기에 운동을 조금 더해 주면 당신의 몸은 더욱 뜨거워진다. 1주일에 30분만 투자하라. 그 정도면 충분하다.

염증 억제

다이어트와 염증이 무슨 상관일까? 대부분 이런 의문을 가질 것이다. 하지만 염증을 줄이는 건 다이어트에 절대적으로 필요하다. 염증이 당신을 살찌게 만들기 때문이다. 염증이 있으면 우리 몸은 그 상황을 해결하기 위해 여러 가지 노력을 해야 한다. 염증 자체를 줄이려는 활동은 말할 필요도 없고 염증이 생기면서 나오는 노폐물들도 처리해야 하기 때문이다. 그리고 이 모든 활동은 간에 부담을 주게 된다.

그런데 문제는 지방을 태우는 데도 간의 활동이 필수적이라는 데 있다. 지방이 에너지로 사용되려면 반드시 간에서 먼저 처리를 해 줘야 한다. 만약 염증을 치료해야 하는 상황이라면 간은 우선적으로 염증 치료에 집중한다. 지방을 태우는 일은 다음으로 미뤄지는 것이다. 지방을 태우는 것보다야 당연히 염증 치료가 더 중요하지 않겠는가. 그래서 염증이 있는 사람은 쉽게 살이 찌고 또 잘 빠지지도 않는다. 염증이라고 해서 대단한 병을 말하는 게 아니다. 얼굴에 나는 뾰루지나 여드름도 염증이고 알레르기도 염증이다. 늘 여드름이 나 있거나 피부 트러블이 있다면 다이어트에 실패할 가능성이 높다. 방광염이나 질염에 자주 걸리는 사람들도 마찬가지다. 아토피 피부염이나 관절염처럼 늘 염증 상태에 있는 사람은 심각하다. 염증을 줄이지 않는 한 지방을 잘 태울 수 없다. 호르몬 다이어트에서는 염증을 줄일 수 있는 여러 가지 팁을 알려 준다. 염증을 악화시키는 음식을 피하고 호르몬 다이어트에서 추천하는 몸을 치유하는 음식을 잘 챙겨 먹는다면 다이어트에 한층 더 가속도가 붙을 것이다.

수프 데이

빠른 다이어트를 원한다면 어느 정도는 음식량을 줄여야 한다. 호르몬 다이어트 역시 그런 점에서는 마찬가지다. 음식이 소화되는 동안은 간에서 소화에 집중하기 때문에 지방이 잘 타지 않는다. 그렇다고 매일 굶다시피 하라는 말은 아니다. 음식을 가볍게 먹어서 가끔은 간을 쉬게 해 줄 필요가 있다는 말이다. 특히 다이어트 2주 차부터는 선택적으로 아주 적은 양의 음식만 먹는 날을 실천한다. 이렇게 소식을 하면 간에 휴식을 줄 뿐만 아니라 참을 수 없는 식욕을 진정시키는 효과도 얻을 수 있다. 그러면 살이 빠지는 속도에 탄력이 붙는다. 물론 소식은 선택 사항이다. 원하지 않는 사람은 당연히 하지 않아도 된다. 차근차근 해 나가면 충분히 목표에 도달할 수 있다.

식사를 간편하게 할 수 있는 최적의 방법이 바로 '수프 데이'다. 밥이나 반찬을 따로 먹지 않고 국 한 그릇에 들어 있는 국물과 건더기만 먹는 방법이다. 대신 여기에 반드시 적당량의 MCT 오일을 넣어서 먹어야 한다. 국에는 고기나 달걀, 새우, 조개 등 단백질을 추가해서 너무 배가 고프지 않도록 해 주는 것이 좋다. 미역국이나 소고기 뭇국, 북엇국, 사골 곰국, 닭백숙 등 좋아하는 국물 요리를 바꿔 가면서 먹으면 된다. 여름이라면 오이냉국처럼 시원한 국물을 먹을 수도 있다. 매일 아침은 국 한 그릇으로 대체하고 점심과 저녁만 먹는 것도 좋은 방법이다. 미리 만들어 두면 두세 끼는 먹을 수 있어서 간편하기 때문에 메뉴를 고민할 필요도 없다. 게다가 먹고 나면 배가 든든해서 다이어트가 별로 힘들지 않다는 장점까지 있다. 곡물 가루로 만든 흔한 다이어트 선식과는 비교 불가다. 간편하지만 효과는 만점인 '수프 데이'를 다이어트에 적극 활용해 보라.

3주 만에
새로운 몸으로 변신하라

　호르몬 다이어트를 하면 살이 쭉쭉 빠지는 것은 기본이고 몸이 새롭게 바뀌는 놀라운 경험을 하게 된다. 건강해진 느낌은 스스로 가장 잘 느낄 수 있다. 활력이 생겨서 더욱 활동적으로 바뀐다. 아침이면 상쾌한 기분으로 가볍게 일어나고 전날 무리했더라도 피로감은 그다지 느껴지지 않는다. 잠도 잘 자게 된다. 늘 수면제를 먹어야 잠을 잘 수 있었던 사람이라도 어느새 수면제 없이 잠을 잘 수 있다. 그래서인지 늘 기분이 좋고 행복함을 느낀다. 잠을 푹 자기 때문에 성장 호르몬의 분비도 활발해진다. 잠을 자는 동안 많이 분비되는 성장 호르몬은 지방을 분해하는 효과가 있다. 자고 있는 동안에도 당신의 몸은 열심히 지방을 분해하고 있는 셈이다. 당뇨병이 있는 사람이라면 전보다 혈당이 안정되고, 콜레스테롤 수치가 높아 걱정이었던 사람은 정상 수치의 검사 결과를 확인하는 기쁨을 누리게 될 것이다. 간의 상태도 더 좋아져서 술을 마신 다음 날 훨씬 가뿐하다는 사람이 대부분이다. 내가 건강해졌구나 하는 좋은 느낌을 실감하게 된다.

주변 사람들도 당신의 변화를 쉽게 알아챌 것이다. 어둡고 칙칙했던 피부 톤이 맑고 깨끗해진다. 누가 보면 피부 시술을 받았는지 오해할 정도다. 눈 아래의 부기가 빠지면서 그동안 그늘졌던 얼굴이 환하게 빛나 보인다. 여드름이나 피부 알레르기가 사라진 피부는 더 깨끗하고 탱탱해진다. 주름살도 옅어져서 10년은 젊어졌다는 말까지 듣는다. 이중 턱이 사라지면서 둔해 보였던 인상이 샤프하게 변한다. 살도 빠지고 인상도 좋아지는 것이다.

몸에서 이런 변화를 이루어 내기 위해서 어느 정도의 시간은 반드시 필요하다. 최소한 3주간은 원칙을 지키며 다이어트를 해야 한다. 3주간 좋은 음식과 생활 습관을 실천하면 망가져 있던 당신의 몸이 회복되면서 기능이 정상으로 돌아온다. 도중에 가끔은 원칙을 지킬 수 없는 경우가 생길 수 있다. 그렇다고 해도 절대 실망하지 말라. 누구에게나 생길 수 있는 일일 뿐이다. 다이어트는 짧은 시간에 완성되지 않는다. 그러니 실수가 있더라도 꿋꿋하게 정해진 기간을 실천하는 것이 중요하다. 투자한 시간만큼 몸은 정직하게 바뀔 것이고 그만큼 더 성공에 가까워진다. 3주간의 다이어트를 마치면 대개 체중의 8% 정도를 감량할 수 있다. 60kg인 사람은 5kg, 70kg인 사람이라면 6kg 정도가 빠진다. 허리 사이즈는 3~4인치 정도 줄어들게 된다. 물론 사람에 따라 이보다 훨씬 더 큰 변화를 보이는 경우도 있다. 원칙을 지키지 못했던 날이 많았다면 살은 조금 덜 빠지겠지만 몸의 다른 변화는 충분히 느낄 수 있다. 살을 더 빼고 싶으면 원칙대로 다이어트를 얼마간 더 실천하면 된다.

처음 1주일은 준비 기간으로 식단을 바꿔 가는 시간이다. 지금까지 먹었던 살찌는 음식들 대신 살이 빠지는 건강한 식단으로 바꿔 나간다. 아직까지 몸이 완전히 변하지 않았기 때문에 살찌는 음식이 너무 먹고 싶을 때가 있다면 간식으로 조금씩 먹어도 괜찮다. 하지만 참아 보기를 권한다. 그래야 몸의 변화가 빠르기 때문이다.

그 다음 2주간이야말로 본격적인 호르몬 다이어트의 시간이다. 가끔씩 먹었던 살찌는 음식을 거의 끊고 살 빠지는 음식 위주로 먹는다. 하루 한 끼를 '수프 데이'로 하면서 칼로리를 조절하고 간이 지방을 분해할 수 있는 시간을 만들어 줘라. 두 끼의 식사는 배가 고프지 않을 정도로 충분히 먹는 것이 좋다. 우선은 적당량을 정해서 먹어 보고 중간에 배가 고픈 느낌이 든다면 양을 늘리면 된다. 배가 고프지 않다면 양을 줄이는 것이 좋다. 일부러 많은 양을 먹을 필요는 없다.

  2~3주 차에는 선택적으로 '국 한 그릇 식사'만 하는 '수프 데이(Soup Day)'를 가질 수 있다. 하루 종일 다른 음식은 먹지 않고 3~5회 정도 국과 그 건더기만 먹는 방식이다. 이때는 평소보다 건더기가 적은 국을 만드는 것이 좋다. 물론 국에는 반드시 MCT 오일을 추가해서 먹어야 한다. 당분 대사가 억제되는 수프 데이를 거치는 동안 당신의 몸에서는 비만 호르몬인 인슐린의 활동이 빠르게 억제된다. 그래서 참을 수 없었던 식욕도 가라앉고 배고픔도 덜 느낀다. 수프 데이는 왕성한 식욕을 잠재우는 특효약인 셈이다. 인슐린의 활동이 줄어들고 적당한 공복감이 느껴지면 지방을 분해하는 호르몬인 아드레날린과 글루카곤이 활동을 시작한다. 지방 세포 속에 단단하게 포장되어 있던 지방이 혈관으로 녹아 나와서 에너지원으로 사용된다. 그 결과 살도 잘 빠지고 기운도 더 많이 생긴다. 본래 단식을 하면 이런 효과를 얻을 수 있다. 하지만 수프 데이는 힘든 단식을 하지 않고도 이와 비슷한 효과가 나도록 해 준다. 살을 더 빨리 빼고 싶은 사람이라면 수프 데이를 꼭 실천해 보라.

제 2장

잘못된 다이어트 상식에
속지 마라

요즘처럼 다이어트에 관심이 높았던 시대가 있었을까? 현대를 살아가는 사람이라면 누구라도 다이어트 상식 몇 가지는 자신 있게 말할 수 있을 정도로 다이어트에 대한 관심이 높다. 하지만 아이러니한 일은 이렇게 정보가 넘쳐 나는데도 오히려 사람들이 점점 더 뚱뚱해지고 있다는 사실이다. 다이어트 상식을 따를수록 반대로 더 뚱뚱해진다는 말이다. 이유는 분명하다. 지금까지 알려진 다이어트 상식들이 틀렸기 때문이다. 다이어트에 성공하고 싶은가? 그렇다면 더 이상 잘못된 다이어트 상식에 속지 마라!

새 모이만큼 먹는다고
새처럼 가벼워지는 건 아니다

'칼로리의 법칙'은 누구도 의심하지 않는 다이어트의 절대 원칙이다. 이 법칙은 먹는 칼로리보다 쓰는 칼로리가 많으면 살이 빠진다고 말한다. 이미 물리학에서 사실로 밝혀진 원칙이니만큼 다이어트에서도 당연히 그대로 적용될 것처럼 보인다.

하지만 현실은 이론과 달랐다. 많은 사람들이 먹는 양을 줄이고 식품 회사에서도 저칼로리 식품을 쏟아 내고 있는 지금, 인류는 역사상 가장 많은 비만 인구를 자랑한다. 적게 먹는데도 불구하고 사람들은 점점 더 뚱뚱해지고 있는 것이다. 어떻게 이런 일이 일어날 수 있는지 정말 이해하기 힘들다. 그러나 칼로리의 법칙의 입장은 여전히 확고하다. 살을 빼고 싶다면 당신은 먹는 양을 더 줄여야 한다. 당신이 납득하든 그렇지 못하든 상관없이 말이다. 이제는 정말 새 모이만큼만 먹어야 하는 걸까? 아마도 아침으로는 호두 2개 정도가 적당하지 않을까?

그래도 어떤 사람들은 살만 뺄 수 있다면 '그래! 한번 해 보자.'라며 결의를 다질 것이다. 살이 빠지기만 한다면 나 역시 그렇게 해야 한다고 생각한다. 정말 살이 빠진다면 말이다. 하지만 안타깝게도 결과는 사람들의 바람대로 되지 않는다. 매일 바나나와 달걀흰자, 닭 가슴살만 먹으며 칼로리를 줄였지만 뚱뚱한 사람은 여전히 뚱뚱하다. 큰 결심을 하고 1일 1식을 넘어 간헐적 단식, 심지어 단식원에 들어가서 아예 굶기까지 했지만 체중계의 눈금은 꿈쩍도 하지 않는다. 정말 지긋지긋하다 싶을 정도로 살들은 꿋꿋하게 제자리를 지키고 있다. 과학적으로 증명된 칼로리의 법칙이 도대체 왜 우리 몸에는 적용되지 않는지 야속할 따름이다. 혹시 칼로리의 법칙이 틀린 건 아닐까?

결론부터 말하면 칼로리의 법칙은 틀리지 않았다. 계속 음식을 먹지 못하면 죽는 걸 봐도 알 수 있지 않은가. 그런데 왜 적게 먹어도 살은 빠지지 않는 걸까? 이유는 간단하다. 당신의 몸 상태가 엉망이기 때문이다. 예를 들어 한번 생각해 보자. 스포츠카에 기름을 반만 채운다고 속도가 절반만 나올까?

아니면 버스의 기름통을 2배로 크게 만들면 속도가 2배로 늘어날까? 당연히 그럴 리가 없다. 자동차의 속도는 엔진의 성능이 결정하는 것이지, 기름의 양과는 관계가 없기 때문이다. 사람의 몸도 마찬가지다. 적게 먹든 많이 먹든 당신의 몸이라는 엔진이 에너지를 적게 쓰면 살이 안 빠지고 에너지를 많이 쓰면 살이 잘 빠진다. 적게 먹는데도 살이 안 빠진다면 그건 당신의 몸이라는 엔진에 문제가 있다는 걸 의미한다. 마치 10년 된 고물 버스처럼 엔진의 출력이 바닥을 기고 있다는 말이다. 이런 몸으로는 먹는 양을 줄여도 다이어트에 성공하기 어렵다.

"나는 먹는 양만 줄인 게 아냐. 날마다 운동까지 열심히 했다고!"라며 불만을 터뜨리는 사람도 있을 것이다. 이해한다. 그 정도로 노력했다면 불만이 생기는 게 당연하다. 하지만 당신의 바람이 섣부른 기대였다는 사실은 변하지 않는다. 왜 그런지 차근차근 따져 보자. 운동을 하면 당연히 칼로리가 소비된다. 이것은 분명한 사실이다. 그렇다면 당신이 운동으로 소비하는 칼로리는 얼마나 될까? 힘들게 2~3시간씩 걷기 운동을 하면 살이 많이 빠질 것 같다. 하지만 그 정도로는 겨우 짜장면 한 그릇만큼의 칼로리밖에 소비하지 못한다. 이처럼 운동으로 소비되는 칼로리는 생각보다 많지 않다. 그래서 운동을 열심히 해도 살을 많이 빼기는 어렵다. 사실 운동보다는 당신의 몸 상태가 훨씬 더 중요하다. 왜냐하면 운동을 하는 시간은 기껏해야 몇 시간밖에 안 되지만 몸은 하루 종일 활동하고 있기 때문이다. 당신은 하루 종일 숨을 쉬고 체온도 일정하게 유지해야 한다. 그리고 심장은 쉬지 않고 뛰어야 한다. 당신이 잘 느끼지 못하고 있지만 이런 몸의 기본적인 활동은 운동보다 훨씬 더 많은 칼로리를 소비한다. 그런데 만약 당신이 추위를 많이 타고 손발도 차갑고 깊이 숨 쉬지도 않으며 장이 잘 움직이지 않아서 변비까지 있다면 어떨까? 먹는 양을 조금 줄이는 정도로는 살이 잘 빠지지 않을 것이다. 운동을 한다고 해도 이 상황을 역전시키기는 힘들다. 괜히 먹는 양을 줄여서 몸이 차가워지면 다이어트에 실패할 가능성만 더 커진다. 몸의 성능이 떨어지는 만큼 소비하는 칼로리가 줄어들기 때문이다.

칼로리의 법칙은 틀리지 않았다. 그러나 무작정 적게 먹는 당신의 다이어트는 틀렸다. 단순히 적게 먹는 데만 집중하지 말고 어떻게 하면 스포츠카와 같은 몸이 될 것인지부터 고민하라!

삼겹살을 먹으면 뱃살이 될까?

저칼로리 열풍이 불면서 생긴 또 다른 현상이 바로 지방 혐오 현상이다. 탄수화물이나 단백질이 1g당 4kcal의 열량을 가진 데 비해 지방은 그 2배가 넘는 9kcal의 열량을 가지고 있기 때문이다. 그래서인지 기름진 음식을 먹으면 지방이 몸에 덕지덕지 달라붙을 것처럼 생각한다. 삼겹살을 먹으면 금세 뱃살이 되는 듯한 느낌이 드는 것이다. 게다가 기름진 음식은 콜레스테롤을 늘어나게 해서 고혈압, 동맥 경화에 심장병을 악화시킨다는 말까지 있으니 더더욱 지방을 멀리하려고 애쓴다. 그래서 저칼로리 다이어트를 할 때는 최대한 지방을 빼려고 노력한다. 결국 저칼로리 식단은 저지방 식단과 같은 말이 되고 말았다. 이제는 저지방 우유, 저지방 요구르트, 튀기지 않은 과자처럼 '저지방'이라는 말이 붙어야 비로소 다이어트 음식의 자격을 얻는다. 달걀도 흰자만 먹고 고기라곤 빡빡한 닭 가슴살밖에 먹지 않는다. 한마디로 살을 빼고 싶으면 맛없는 음식들만 먹으란 소리다. 그래도 사람들은 순순히 수긍하는 듯하다. 저지방 식품들이 날개 돋친 듯 팔리고 달걀흰자 통조림으로 한 끼를 때우는 사람까지 있는 걸 보면 말이다. 달걀흰자 통조림이라니, 정말 생각만 해도 입맛이 뚝 떨어진다. 다이어트의 길은 어찌 이토록 멀고도 험난하단 말인가!

그렇다면 저지방 식단의 다이어트 효과는 어떨까? 맛이 없긴 해도 살만 잘 빠진다면 시도해 볼 가치는 충분하지 않겠는가. 그러나 결과는 실망스럽다. 지금도 저지방 식단으로 열심히 다이어트 중인 사람에겐 미안한 얘기지만 저지방 식단 역시 효과가 없기는 매한가지다. 아니, 어떤 의미에서는 다이어트를 망치는 식단이라고 말할 수 있다. 왜냐하면 저지방 식단은 오히려 지방을 늘리는 식단이기 때문이다. 사실 지금 두둑한 당신의 배를 채우고 있는 지방도 지방을 많이 먹어서 생긴 게 아니다. 만약 삼겹살을 먹는다고 해서 뱃살이 늘어날 것 같으면 닭 가슴살을 먹으면 근육이 막 늘어나야 하지 않겠는가. 한 집 건너 한 집이 치킨집인 우리나라에서는 아마도 온 국민이 다 아놀드 슈왈제네거가 되었어야 한다. 하지만 우리 동네 치킨집에는 그냥 배 나온 아줌마, 아저씨밖에 없다. 도대체 어딜 가야 우리 동네 아놀드를 만날 수 있단 말인가.

지방을 먹으면 몸속에 지방이 쌓인다는 생각은 완전히 틀렸다. 믿기 힘들겠지만 몸속에 있는 지방의 대부분은 당신의 몸이 만들어 낸 것이다. 본래 지방은 나중에 사용하기 위해 우리 몸이 저장해 두는 에너지다. 이렇게 에너지를 지방으로 저장하는 방식은 음식을 구하기 어려웠던 시절을 견뎌 온 인류가 생존하기 위해 만든 안전 시스템이다. 저장해도 될 정도로 충분한 음식을 먹었다면 우리 몸은 섭취한 음식을 지방으로 바꿔서 저장한다. 활동하는 데 쓰고도 에너지가 남기 때문에 저장 스위치가 켜지는 것이다. 그런데 문제는 이 스위치가 음식량보다는 음식의 종류에 더 큰 영향을 받는다는 데 있다. 그래서 칼로리가 낮아도 저장 스위치를 잘 켜는 음식을 먹으면 더 쉽게 지방이 된다. 당신이 배고픔을 참으며 맛없는 저지방, 저칼로리 식단을 지켰다고 해도 저장 스위치를 켜는 음식이 많았다면 당신의 노력은 물거품이 된다는 말이다. 다이어트를 망치고 지방을 만들어 내는 그 '나쁜' 음식의 정체가 궁금하지 않은가?

어이없게도 저장 스위치를 켜는 '나쁜' 음식은 저지방 식단을 대표하는 탄수화물이다. 정확히 말하면 탄수화물이 소화되어 생기는 포도당이 바로 저장 스위치를 켜는 주범이다. 혈액 속에 있는 포도당의 양이 기준치를 넘으면 바로 저장 스위치가 켜진다. 그리고 포도당은 지방으로 변해서 몸속에 쌓이게 된다. 온몸에 있는 피를 다 합친다 해도 그 속에 있을 수 있는 포도당의 양은 겨우 5g에 불과하다. 반면에 밥 한 공기에 들어 있는 포도당만 해도 75g이나 된다. 결과는 어떻게 될까? 밥을 반 공기만 먹어도 저장 스위치가 수시로 켜진다. 물론 활동량이 많다면 소비되는 양도 많기 때문에 무조건 지방으로 저장된다고 할 순 없겠지만 수시로 저장 스위치가 켜지는 건 피할 수 없다. 그 결과 당신의 뱃살은 점점 두둑해진다. 저지방 요구르트도 저장 스위치를 켜 대기는 마찬가지다. 장에 좋다는 150ml짜리 요구르트 하나에만 무려 20g의 당분이 들어 있기 때문이다. 이 양은 밥 4분의 1공기에 해당한다. 시리얼, 잡곡밥, 파스타, 저지방 요구르트……. 저지방 식단을 대표하는 이런 음식들은 사실 저장 스위치를 켜는 음식들이다. 다이어트 음식이 아니라 지방 저장 음식이라고 불러야 맞다. 그러니까 저지방 식단은 오히려 지방을 만드는 식단이었던 셈이다. 식단을 열심히 지켰어도 뱃살이 꿈쩍도 하지 않은 데는 그만한 이유가 있었던 것이다. 맛없는 음식을 먹으며 꿋꿋하게 다이어트를 해 온 사람이라면 심한 배신감을 느끼지 않을 수 없다. 맛도 없는 데다 효과도 꽝인 저지방 다이어트, 이제 그만두는 것이 맞지 않을까?

죽자고 운동해도
뱃살은 안 빠진다

 어떤 다이어트가 가장 바람직한가, 라는 질문에 대부분의 사람들은 '운동'이라고 답한다. 여기에 이견을 말하는 사람은 거의 없다. 운동이 건강과 직결된다고 여기기 때문에 다이어트에도 운동 예찬론자가 압도적으로 많다. 적절한 운동이 건강 유지에 도움이 된다는 건 틀림없는 사실이다. 하지만 다이어트에도 운동이 효과적일까?
 운동을 해야 살이 빠진다는 생각 역시 칼로리의 법칙에 근거를 두고 있다. 운동으로 소비하는 칼로리를 늘려서 살을 빼겠다는 것이다. 실제로 굉장히 많은 사람들이 운동으로 다이어트를 하고 있다. 유산소 운동인 걷기나 조깅부터 전문가의 지도하에 체계적으로 하는 운동까지 그 종류도 굉장히 다양하다. 하지만 운동으로 살을 뺐다는 사람을 직접 만나기는 그리 쉽지 않다. 운동을 하고 있는 사람의 숫자가 이렇게 많은데도 말이다. 실제로 그런 사람을 만난다고 해도 의외의 사실에 놀라게 된다. 운동량이 예상을 훨씬 넘어서기 때문이다. 그 사람들은 하루 10~20분 정도의 가벼운 운동이 아니라 운동선수나 할 법한 엄청난 양의 운동을 한다. 그래서인지 운동으로 살을 뺀 사람들은 이미 전문 강사를 뺨칠 정도로 운동의 프로가 돼 있다. 다이어트에 성공하려면 그 정도로 힘들게 운동해야 하는 것이 현실이다.

다이어트를 위해 나를 찾아오는 사람들은 대부분 지친 모습을 하고 있다. 살을 빼 보겠다며 이미 몇 달 동안 운동을 하다 왔기 때문이다. 결과는 어땠을까? 당연히 예상대로다. 살이 잘 빠졌다면 왜 굳이 나를 찾았겠는가. 나름대로 열심히 운동을 해 봤지만 생각만큼 살이 잘 빠지지 않는다고 한다. 어떤 사람은 1년 넘게 PT를 받으며 운동을 했지만 얻은 거라곤 변하지 않는 체중과 VIP 멤버십뿐이었다. 1년. 정말 이 정도라면 할 만큼 했다고 말해도 좋을 것이다. 이런 사람들에게 더 열심히 운동해야 한다고 말하는 건 너무나 가혹한 일이 아닐까?

운동은 엄청나게 비효율적인 다이어트법이다. 그래서 웬만해서는 성공하기 어렵다. 설령 성공했다 하더라도 남는 건 상처뿐인 영광이다. 엄청난 양의 운동을 하는 동안 몸 여기저기에 무리가 오기 때문이다. 게다가 잘못된 운동은 오히려 살을 더 찌도록 만든다. 대표적인 것이 바로 우리나라에서 성행하고 있는 높은 강도의 근력 운동이다. 이런 운동을 심하게 할수록 반대로 배가 나올 가능성은 올라간다. '설마 그럴 리가?'라는 의심이 들겠지만 틀림없는 사실이다. 왜냐하면 힘든 운동이 혈액 속의 포도당을 증가시키기 때문이다.

본래 우리 몸은 힘들 때 달달한 걸 찾는 습성이 있다. 공부하거나 일하다 지쳤을 때 달콤한 초콜릿 한 조각이 위안이 되는 경험은 누구나 한 번쯤 해 보았을 것이다. 초콜릿을 먹어서 혈액 속에 포도당이 늘어나면 힘이 불끈 솟아난다. 그러면 힘든 상황을 이겨 낼 수 있다. 운동을 하다 힘들 때도 마찬가지다. 운동으로 지친 몸은 뭔가 달달한 걸 원한다. 그러면 우리 몸은 몸속의 단백질을 이용해서 포도당을 만들어 낸다. 불끈 힘을 내기 위해서다. 힘이 들면 들수록 만들어지는 포도당의 양은 폭발적으로 늘어난다. 하지만 만들어 낸 포도당을 전부 다 사용할 수 없을 때가 많다. 너무 많이 만들었기 때문이다. 결국 남은 포도당은 다시 저장할 수밖에 없다. 그것도 지방으로 말이다. 게다가 지방은 복부에 집중적으로 저장된다. 필요할 때 빨리 꺼내 쓰기 위해서다. 살을 빼려고 힘들게 운동했는데 오히려 뱃살만 찌운 꼴이 되고 만다.

또 한 가지 짚어 봐야 할 점은 포도당을 만드는 재료인 단백질에 대한 것이다. 우리 몸은 이 단백질을 어디서 가져오는 걸까? 어이없지만 단백질은 근육을 분해해서 만든다. 근육을 제외하고 이만큼 충분한 양의 단백질을 구할 수 있는 곳이 없기 때문이다. 게다가 근육이 줄어들면 힘든 상황을 이겨 내는 데도 도움이 된다. 형편이 힘들면 지출부터 줄여야 한다. 마찬가지로 에너지를 많이 소비하는 근육을 줄여야 그 상황을 더 효율적으로 극복할 수 있다. 결국 힘이 들면 들수록 근육은 줄어들고 포도당이 늘어난다. 그리고 사용하고 남은 포도당은 다시 복부 지방으로 저장된다.

눈치 빠른 당신이라면 이미 뭔가 불안한 예감이 들었을 것이다. 안타깝지만 당신의 예감이 맞다. 힘들게 운동하면 근육이 늘어나지 않는다. 아니, 늘어나기는커녕 오히려 근육이 지방으로 바뀐다! 무슨 이런 말도 안 되는 상황이 다 있냐고? 언뜻 보면 그렇게 생각할 수 있다. 하지만 사실은 굉장히 합리적인 결정이다. 형편이 어려워지면 가재도구라도 팔아서 현금을 마련해야 하지 않겠는가. 우리 몸도 그렇게 하고 있는 것뿐이다. 그래서 너무 힘들게 운동하면 근육은 줄어들고 복부 지방이 늘어난다. 운동뿐만 아니라 다른 스트레스도 똑같은 결과를 만든다. 중년의 아저씨들, 아줌마들이 팔다리는 마르고 배가 나온 거미 체형을 갖게 된 이유가 바로 여기에 있

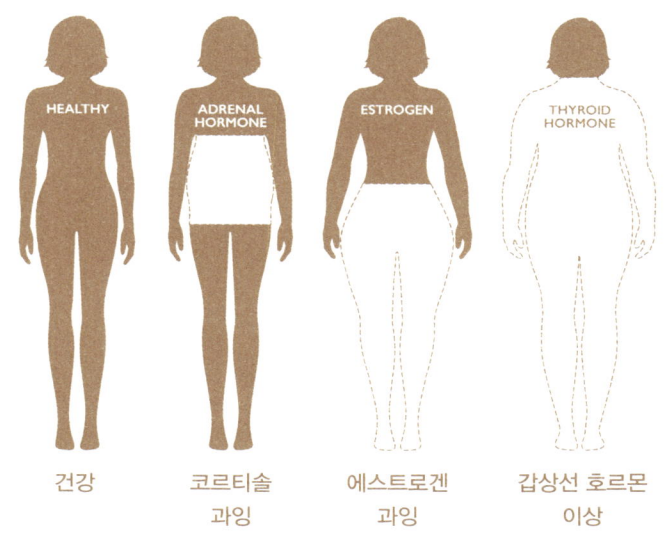

| 건강 | 코르티솔 과잉 | 에스트로겐 과잉 | 갑상선 호르몬 이상 |

다. 살아오는 동안 많이 힘들었기 때문이다.

운동을 꾸준히 하면서 날씬하고 건강한 몸매를 갖게 되었다고 말하는 사람도 당연히 있다. 운동 이외에 다른 스트레스가 전혀 없고 더해서 건강한 식단까지 유지할 수 있다면 불가능한 일은 아니다. 그런데 당신은 그럴 수 있는가? 우리는 하루하루 회사일로, 가정일로 스트레스를 받지 않는 날이 없다. 이런 상황에서 운동까지 힘들게 한다면 스트레스가 치솟지 않을 수가 없다. 강도 높은 운동일수록 스트레스는 더 커진다. 그렇게 해서는 배만 나올 뿐 살은 빠지지 않는다. 아직도 살을 빼려면 힘든 걸 참아 가며 운동을 계속해야 한다고 믿는가? 중년에 거미 체형이 되고 싶지 않다면 제발 그 노력은 이쯤에서 그만두기를 진심으로 권한다.

현미 채식을 계속할 수 있다면
당신은 대한민국 1%

　현미 채식은 본래 고혈압, 당뇨병 등 성인병에 좋다고 알려진 식단이다. 그런데 현미 채식을 하면서 병이 나은 건 물론이고 날씬해진 사람들의 이야기가 대중 매체에 소개되자, 다이어트를 하는 사람들의 관심도 덩달아 높아졌다. 건강해지고 살까지 빠진다는데 누가 솔깃하지 않겠는가. 하지만 실제로 현미 채식으로 다이어트를 하기란 그렇게 쉬운 일이 아니다. 너무 맛이 없기 때문이다. 어쩌다 한 번씩 먹는 보리밥과 된장찌개는 맛있지만 매일 그렇게 먹고 싶은 사람은 별로 없다. 다이어트를 한다는 것 자체가 힘든 일인데 채소만 잔뜩 먹으라면 좋아할 사람은 아무도 없다. 의사들이 당뇨병 환자에게 현미 채식을 하라고 그렇게 잔소리를 해 대도 식단을 잘 지키지 못하는 환자가 훨씬 많다. 환자들마저 지키기 힘든 식단을 과연 당신이 지킬 수 있을까? 아무래도 그건 무리다. 만약 누군가가 현미 채식으로 다이어트에 성공했다면 그건 아마도 워낙 채식을 좋아하는 사람일 가능성이 높다. 그런 대한민국 1%가 아니라면 과감하게 현미 채식은 포기하는 게 맞다. 사실 어찌 보면 맛이 없다는 점이 현미 채식 다이어트의 장점일는지도 모른다. 저절로 먹는 양이 줄어들 테니까 말이다.

현미 채식을 주장하는 사람들은 현미에는 백미보다 섬유질이 풍부해서 다이어트에 도움이 된다고 말한다. 물론 섬유질이 더 많은 건 사실이다. 하지만 문제는 그 양이다. 현미 100g에 있는 섬유질이라고 해 봐야 겨우 2g에 불과하다. 백미와의 차이는 1.5g밖에 안 된다. 밥 한 공기로 치면 밥풀 몇 개 정도의 차이인 셈이다. 잡곡의 대명사인 보리쌀에 들어 있는 섬유질도 12g밖에 안 된다. 겨우 몇 g의 섬유질을 위해 잡곡밥을 먹는 거라면 차라리 쌀밥을 한 숟갈만 덜어 내고 나물 반찬을 한 젓갈 더 먹는 게 훨씬 낫다.

게다가 현미 채식이 별로 효과가 없는 다이어트라는 건 실험으로도 알려진 사실이다. 2007년, 미국의 한 언론에 여러 다이어트 방법을 1년간 실천했을 때의 효과를 비교한 논문이 발표됐다. 논문에서 실험한 다이어트 방법은 건강식인 오니시 다이어트, 운동선수들이 하는 존(Zone) 다이어트, 미국 정부에서 추천하는 런(LEARN) 다이어트, 그리고 기름진 육식을 권장하는 앳킨스 다이어트(황제 다이어트)의 4가지였다. 오니시 다이어트는 미국의 대표적인 저칼로리 채식 다이어트로, 말하자면 미국식 현미 채식이라고 할 수 있다. 의사인 딘 오니시가 만든 이 다이어트법은 심장병이나 암에 좋은 식단으로 널리 알려져 있다. 오니시 다이어트 역시 맛없기로 유명하다. 결과는 어땠을까? 건강 식단인 오니시 다이어트가 1위를 했을 것 같은가? 결과는 사람들의 예상과 완전히 달랐다. 앳킨스 다이어트가 1위를 차지한 것이다. 차이도 압도적이었다. 오니시 다이어트는 2.6kg밖에 안 빠졌지만 앳킨스 다이어트는 그 2배에 가까운 4.6kg이나 빠졌다. 기름진 육류 위주의 식단이 현미 채식을 눌러 버린 것이다. 맛없는 저칼로리 채식을 1년간 지켰는데도 고기를 막 먹은 사람들보다 살이 덜 빠지다니……. 얼마나 억울한 일인가! 오니시 다이어트를 한 사람들은 차라리 맛있게 먹는 게 훨씬 더 나았겠다고 속으로 후회했을 것이다.

  이것이 끝이 아니다. 놀라운 사실이 한 가지 더 있다. 살은 그렇다 치고 건강은 어땠을까? 그래도 건강 식단을 1년간 지켰으니 기름진 음식을 많이 먹은 사람들보다는 더 건강해야 억울하지 않다. 하지만 이것 역시 예상을 뒤엎었다. 중성 지방, HDL(고밀도 리포 단백질) 등 여러 수치에서도 앳킨스 다이어트가 승리한 것이다. 건강식으로 알려진 오니시 다이어트는 완전히 체면을 구기고 말았다.

뱃살엔 윗몸일으키기?
턱살은 어쩔 거야……

　다이어트를 하려는 사람 중에는 단순히 체중을 줄이는 것보다 특정 부위의 살을 빼고 싶은 사람도 많다. 사람들은 두꺼운 팔뚝이나 짧고 튼실한 종아리를 날씬하게 만들고 싶어 한다. 러브핸들이라고 우기기엔 스스로도 부끄러워지는 두툼한 옆구리 살, 나잇살치곤 너무 숙성된 뱃살 때문에 고민인 사람들도 많이 있다. 너무 쉽게 눈에 띄기 때문에 누구나 없애 버리고 싶은 마음부터 든다. 그러다 보니 그 부위에 직접 뭔가를 해 줘야겠다고 작심을 하게 만든다. 인간이라면 누구나 본능적으로 그렇게 되는 것 같다. 그래서 마사지나 찜질도 해 보고 랩을 감고 적외선을 쬐어 혈액 순환을 활발하게 만들기도 한다. 좀 더 적극적으로 지방 분해 주사를 맞거나 시술을 받는 경우도 있다. 그 덕분에 피부 관리실이나 병원은 고객이 늘어 행복하다. 하지만 시술로 살을 뺐다는 사람은 병원 홈페이지에나 있을 뿐이다.

 이것저것 해 봐도 별수가 없다고 생각한 사람들은 결국 운동을 선택한다. 그들은 부위별 운동에 집중한다. 보기 싫은 부위부터 날씬하게 만들고 싶기 때문이다. 뱃살이 나온 사람은 윗몸일으키기를, 팔뚝 살을 빼고 싶은 사람은 아령을 들고 팔 운동을 열심히 한다. 운동을 하고 나면 뭔가 탄탄해지고 살도 빠진 느낌이 든다. 사이즈도 조금 줄어든 듯해서 열심히 운동한 보람을 느낀다. 그러면서 이대로 계속 운동하면 원하던 몸매가 될 것 같은 행복한 꿈에 부푼다. 정말 그럴 수 있다면 얼마나 좋을까. 아쉽지만 현실적으로 그렇게 될 수는 없다. 단순하게 한번 생각해 보자. 만약 많이 움직여서 그 부위의 살을 뺄 수 있다고 할 것 같으면 매일 문자 보내랴 마우스 클릭하랴 쉴 틈이 없는 당신의 손가락은 뼈만 남아야 한다. 얼굴을 홀쭉하게 만들고 싶으면 하루 종일 껌을 씹으면 될 일이다. 목을 열심히 돌려 주면 이중 턱도 사라져야 한다. 하지만 현실은 어떤가? 많이 움직였어도 손가락도 볼도 전혀 홀쭉해지지 않는다. 심지어 손가락은 살짝 통통한 느낌까지 든다. 그런데 왜 윗몸일으키기나 팔뚝 운동은 효과가 있을 거라 기대하는가? 절대 그렇게 되지 않는다. 부위별 운동을 열심히 한다고 해서 그 부분이 날씬해지는 일은 없다.

  지방은 항상 그 자리에 있는 것이 아니다. 혈액을 따라서 이동하기 때문에 한 부분이 좀 줄었다 싶으면 다른 곳에서 흘러온 지방으로 다시 채워진다. 지방 흡입술을 받아도 시간이 지나면 다시 지방이 채워질 수밖에 없다. 그러니까 옆구리 살이나 팔뚝 살을 빼려면 먼저 몸에 있는 지방의 양 자체를 줄여야 한다. 그래도 운동을 하면 그 부위의 근육이 늘어나고 탄력이 생기면서 몸매가 예뻐지지 않느냐는 주장도 있다. 맞는 말이다. 근육이 있어야 아름다운 몸매가 만들어진다. 하지만 근육을 발달시키는 호르몬을 늘리는 데는 운동 부위가 중요하지 않다. 어느 부위를 운동하든 호르몬이 늘어나면 몸매가 아름다워진다. 다리 운동을 해도 팔 운동을 해도 호르몬이 늘어나면 온몸의 근육을 강화하는 효과를 낸다는 말이다. 그렇기 때문에 빼고 싶은 부분만 집중해서 운동할 필요가 없다. 만약 운동을 했는데도 유독 한 부위의 살만 빠지지 않는다면 그건 당신의 호르몬에 불균형이 있기 때문이다. 예를 들어 여성 호르몬인 에스트로겐에 이상이 있으면 엉덩이나 허벅지 등, 하체에만 집중적으로 지방이 쌓인다. 이 살을 빼려면 운동을 할 것이 아니라 에스트로겐을 관리해야 한다. 운동보다는 음식을 바꾸고 환경 호르몬을 피하는 것이 훨씬 중요하다. 운동만 해서는 원하는 몸매를 얻을 수 없다.

해독 주스 디톡스,
간은 더 힘들다

 몇 년 전부터 해독에 대한 관심이 굉장히 높아졌다. 독소가 몸을 붓고 살찌게 만든다는 사실이 점차 알려졌기 때문이다. 지방을 없앤다고 하는 단순한 생각에서 벗어나 문제를 근본적으로 해결하려 한다는 점에서 굉장히 바람직한 일이다. 하지만 여기에도 장점만 있는 것은 아니다. 요즘 디톡스를 하는 사람들은 해독 주스를 주로 활용한다. 해독 효과가 있다고 알려진 채소들로 주스를 만들어서 매일 아침 마신다. 평소에는 잘 챙겨 먹기 힘든 채소들을 규칙적으로 먹기 때문에 몸에도 좋을 것 같다는 생각이 든다. 주스 재료로는 오이, 셀러리, 당근, 양배추, 케일, 시금치, 토마토 등의 채소와 사과, 바나나, 파인애플, 레몬 등의 과일이 자주 사용된다. 이런 음식들에는 해독을 돕는 영양소들이 많이 들어 있다고 알려져 있다. 해독 주스는 정말 해독에 도움이 될까?

　기본적으로 모든 독소는 간에서 처리된다. 그래서 간의 활동이 활발할수록 해독도 더 빠르게 이루어진다. 영양소가 풍부한 채소를 먹으면 간이 기능을 회복하고 해독 작용을 도울 수 있다. 하지만 이런 영양소보다 간에 더 절실한 것은 시간이다. 간은 해독 말고도 해야 할 일이 너무 많기 때문이다. 음식도 소화해야 하고 콜레스테롤도 합성해야 하고 호르몬 대사도 해야 한다. 늘 시간이 부족한 상태라 간은 한시도 쉬지 못한다. 그래서 좋은 음식을 먹는 것도 중요하겠지만 시간적인 여유를 주는 것이 훨씬 더 중요하다. 자주 과식을 하거나 술을 마신다면 아무리 좋은 채소를 먹어도 해독이 잘 되기 어렵다. 그런데 해독 주스는 과식과 비슷한 상황을 만들 수 있다. 소화 흡수가 너무 빠르기 때문이다. 음식을 잘 씹지 않으면 당연히 소화되는 시간이 오래 걸린다. 그래서 소화기가 약한 사람들은 꼭꼭 씹어 먹어야 속이 편하다. 그래야 소화가 잘 되기 때문이다. 재료들을 갈아서 만든 해독 주스는 굉장히 꼭꼭 씹어 삼킨 음식과 같다. 그래서 영양분이 흡수되는 속도가 엄청나게 빠르다. 흡수가 빠를수록 간도 그만큼 빨리 처리해야 한다. 안 그래도 바쁜 간이 더 바빠지는 것이다. 걸어서 운동장 한 바퀴를 도는 건 별로 힘들지 않지만 빨리 뛰어서 돌리면 힘이 들지 않는가. 마찬가지로 간은 배로 힘들어진다. 씹어 먹는 채소와 달리 해독 주스는 오히려 간에 부담이 될 수 있다. 본래 채소는 섬유질이 많아서 천천히 소화되는 게 정상이다. 하지만 갈아 먹거나 즙만 짜서 먹으면 상황은 완전히 달라진다. 씹어 먹으면 혈당이 잘 올라가지 않는 채소라도 갈아 먹으면 금세 혈당을 올린다. 그렇기 때문에 당뇨병 환자들은 음식을 갈아서 먹지 않도록 주의시킨다. 콩은 먹어도 괜찮지만 콩가루는 조심해야 하는 식이다. 혈당이 올라가면 간은 다시 포도당을 지방으로 저장해야 한다. 결국 간에 좋으라고 먹는 해독 주스가 오히려 간에 부담만 주는 꼴이다. 좀 불편하더라도 채소는 씹어 먹는 것이 맞다.

  게다가 해독 주스에 들어가는 사과, 바나나 등 과일은 더욱 문제가 된다. 과일에 들어 있는 과당이 간에 부담이 되기 때문이다. 과당은 우리 몸에서 바로 에너지로 사용할 수 없다. 간으로 보자면 당장 쓸 수 없는 애물단지가 굴러들어 온 셈이다. 그래서 간은 흡수된 과당을 일단 지방으로 바꿔서 저장한다. 그리고 나중에 다시 그 지방을 태워서 에너지를 만든다. 가끔은 이렇게 해도 괜찮겠지만 해독을 돕겠다고 매일 과일이 들어 있는 주스를 먹으면 어떻게 되겠는가. 간은 더 힘들어질 뿐이다. 이런 해독 주스라면 차라리 먹지 않는 게 간을 돕는 길이다.

제3장

살이 잘 빠지는 몸으로 변신하라

다이어트라면 누구나 운동부터 떠올린다. 많이 움직이고 땀을 흘려야 건강하고 요요가 없는 다이어트라고 믿는다. 하지만 실제로는 운동보다 음식이 다이어트의 성공과 실패를 좌우한다. 한번 생각해 보라. 안 움직이는 사람과 많이 먹는 사람 중에서 누가 더 살이 잘 찌겠는가? 당연히 많이 먹는 사람이 살이 더 잘 찐다. 이건 부정할 수 없는 사실이다. 살이 찌는 이유가 먹는 데 있다면 다이어트 역시 운동보다는 먹는 데 집중해야 한다. 이 말을 명심하라. 다이어트는 음식에서 시작한다.

원칙 1
지방 배터리를 켜라

    다이어트를 하는 목적은 몸에 쌓여 있는 지방을 태우는 것이다. 보기 싫은 지방을 당장 없애고 싶은 마음에 지방 분해 주사나 지방 흡입술을 하는 사람도 많다. 하지만 이런 시술로 줄일 수 있는 지방은 고작해야 2~3kg에 불과하다. 이 정도로는 간에 기별도 안 가는 사람이라면 다이어트를 해서 지방을 태우는 수밖에 없다. 그런데 문제는 적게 먹고 운동을 하는데도 지방이 꿈쩍도 하지 않는다는 데 있다. 도대체 어떻게 해야 지방을 태울 수 있는 걸까?

    지방은 우리 몸에 저장되어 있는 에너지다. 일종의 배터리라고 보면 된다. 10kg의 지방이 낼 수 있는 에너지는 90,000kcal로, 보통 성인이 두 달간 살아갈 수 있는 엄청난 양이다. 하지만 지방 배터리는 아무 때나 켜지는 게 아니다. 아무리 적게 먹어도 조건이 맞지 않으면 켜지지 않는다. 자동차에 시동을 걸려면 맞는 열쇠가 필요하듯 지방 배터리를 켜는 데도 특별한 열쇠가 필요하다. 그 열쇠가 바로 호르몬이다. 반대로 지방 배터리를 끄는 열쇠 역시 호르몬이다. 지방을 잘 태우려면 지방 배터리를 끄는 호르몬 대신 지방 배터리를 켜는 호르몬들을 활성화해야 한다.

  우리 몸은 기본적으로 2개의 배터리를 사용한다. 하나는 포도당 배터리, 다른 하나가 지방 배터리다. 포도당 배터리는 빠른 시간 안에 에너지로 바꿀 수 있는 편리한 배터리다. 반대로 지방을 에너지로 바꾸는 데는 시간이 많이 걸린다. 지방은 꼭 필요할 때를 대비해 저장해 둔 배터리다. 그만큼 단단히 포장되어 있기 때문에 에너지로 바꾸는 과정도 복잡하다. 비유하자면 포도당은 지갑 속의 현금, 지방은 통장에 들어 있는 저금인 셈이다. 지금 당장 돈이 필요하다면 은행에 돈을 찾으러 가는 것보다는 지갑에 들어 있는 현금을 쓰는 것이 훨씬 편리하다. 버스비나 점심값이 없다고 그때마다 은행에 갈 수는 없지 않은가. 지갑이 텅텅 비지 않는 한 굳이 은행에 갈 필요가 없다. 마찬가지로 우리 몸에서도 포도당이 있으면 일단 포도당부터 사용한다. 포도당이 다 떨어져야 비로소 지방을 사용하기 시작한다. 반대로 포도당이 너무 많으면 어떻게 될까? 지갑이 두툼해질 정도로 현금이 가득 차면 불편해서 지갑을 들고 다닐 수 없다. 적당한 만큼만 남기고 나머지는 은행에 저금해야 한다. 포도당이 너무 많아도 상황은 똑같다. 우리 몸은 너무 많은 포도당을 가지고 있을 수 없기 때문이다. 정말 감당할 수 없을 정도로 많다면 포도당을 소변으로 내보내기도 한다. 그래서 당뇨병 환자의 소변에서 단맛이 나는 것이다. 하지만 정상적인 사람이라면 소중한 포도당을 절대 버리지 않는다. 가지고 다니기는 불편하고, 그렇다고 쓸 수도 없으니 저장하는 수밖에 없다. 결국 우리 몸은 포도당을 지방으로 바꿔서 저장한다. 지방 배터리는 엄청나게 커서 언제나 저장할 공간이 있기 때문이다. 그래서 지방을 먹지 않는데도 지방이 계속 늘어나는 것이다!

비만 호르몬인 인슐린은 지방 배터리를 끄는 가장 강력한 호르몬이다. 어떤 호르몬도 인슐린을 이길 수 없다. 다른 호르몬들이 아무리 지방 배터리를 켜려고 해도 인슐린이 활동하고 있다면 헛수고에 불과하다. 인슐린은 당신의 몸이 포도당 배터리만 사용하도록 만든다. 그리고 사용하고 남은 포도당을 계속해서 지방으로 저장한다. 그러므로 지방을 잘 태우려면 먼저 인슐린의 활동부터 막아야 한다. 그래야 지방 배터리를 켜는 호르몬들이 작동할 수 있다. 어떻게 하면 인슐린을 막을 수 있냐고? 방법은 간단하다. 왜냐하면 인슐린은 달달한 음식을 먹을 때 활성화되기 때문이다. 단맛이 나는 음식만 줄이면 인슐린의 활동도 함께 줄어든다. 그렇게 되면 비로소 지방 배터리가 켜진다. 단순히 적게 먹는 식으로는 절대 지방 배터리를 켤 수 없다. 당분을 줄여라! 그것이 가장 확실한 다이어트 성공의 제1원칙이다.

저는 달달한 거 안 먹는데요?

당분을 줄이라고 말하면 자기는 해당 사항이 없다고 말하는 사람들이 많다. 단 음식은 좋아하지도 않고 잘 먹지도 않는다는 것이다. 하지만 이것은 당분을 잘 이해하지 못해서 하는 소리다. 당신이 뚱뚱하다면 몰라서 그렇지 틀림없이 당분을 많이 먹고 있다. 당신이 그렇게 착각하는 이유는 당분이 많이 들어 있는데도 달지 않은 음식들이 있기 때문이다. 가장 대표적인 것이 바로 곡물이다. 밥은 한참을 씹어야 달짝지근한 맛이 느껴질 뿐 설탕 같은 단맛은 나지 않는다. 하지만 밥에 들어 있는 당분은 의외로 많다. 쌀밥 한 공기(210g)에 들어 있는 당분만 해도 68g이나 된다. 무려 각설탕(1개 3g) 23개와 맞먹는 양이다! 빵도 당분이 많기는 마찬가지다. 식빵 속에는 그 무게의 절반 정도에 해당하는 당분이 들어 있다. 식빵 한 장(35g)을 먹으면 각설탕 6개를 먹는 셈이다. 면에도 당분이 많이 들어 있다. 소면이나 파스타면 100g에는 75g이 들어 있고 달걀이 섞여 있는 파스타면이라도 60g이 넘는 당분이 들어 있다. 라면 1개에도 약 75g의 당분이 들어 있다. 면 1인분에는 밥보다 조금 더 많은, 각설탕 25개에 해당하는 당분이 들어 있다!

그래도 자신은 여기에 해당하지 않는다고 주장하는 사람들이 있다. 자신은 현미밥, 잡곡밥, 통곡물빵만 먹기 때문에 괜찮다는 거다. 미안하지만 그건 완전한 착각이다. 건강에 좋다고 알려져 있지만 사실 통곡물은 흰쌀이나 밀가루와 별 차이가 없다. 통곡물에서 껍질을 벗겨 낸 것이 쌀이나 밀가루이기 때문이다. 생각해 보라. 사과 1개에서 껍질이 차지하는 양이 얼마나 되는가? 쌀이나 밀도 마찬가지다. 껍질이 차지하는 양은 별로 많지 않다. 만약 껍질이 너무 두꺼웠다면 애초에 사람이 먹지 않았을 것이다. 실제로 현미밥 한 공기에 들어 있는 당분은 66g으로 쌀밥과 큰 차이가 없다. 밥풀 몇 개 차이에 불과하다. 현미보다 당분이 적은 잡곡들도 있지만 그렇다고 차이가 크지는 않다. 잡곡의 대명사인 보리 100g에는 60g, 기장이나 수수에는 70g의 당분이 들어 있고, 외국에서 건강에 좋다고 알려진 오트밀에도 60g이나 되는 당분이 들어 있다. 곡물로 만들어진 음식이라면 종류가 무엇이건 간에 다 당분 덩어리다. 게다가 통곡물빵에는 설탕에 졸인 견과류나 과일이 섞여 있어서 더 심각하다. 이럴 바엔 차라리 흰쌀밥이나 흰 빵을 적게 먹는 것이 낫다.

다이어트에 성공하려면 밥, 빵, 면부터 끊어야 한다. 밥, 빵, 면을 주식으로 먹는 한 지방 배터리는 커지지 않기 때문이다. 다이어트를 하려는 사람들 중에 유독 밥순이, 빵순이가 많다. 밥, 빵, 면을 끊어야 살이 빠진다고 아무리 말해도 밥순이들, 빵순이들은 밥과 빵을 포기하지 못한다. 적게 먹는 건 한 번쯤 시도해 볼 수 있겠지만 그들에게 밥과 빵을 끊는다는 건 상상할 수 없는 일이다. 끊을 수 없는 단맛. 그래서 다이어트에는 설탕보다 곡물이 더 위험하다.

어떤 사람들은 밥을 안 먹으면 큰일 난다고 생각한다. 밥을 제때 챙겨 먹어야 건강을 유지할 수 있다고 믿기 때문이다. 또 그들은 탄수화물, 단백질, 지방을 골고루 먹어야 건강에 좋다고 생각한다. 하지만 그것은 단순한 믿음일 뿐 어떤 근거도 없다. 실제로 에스키모들은 탄수화물을 거의 먹지 않고도 수천 년간 살아오고 있다. 너무 추워서 풀이 아예 자라지 않기 때문에 탄수화물을 먹고 싶어도 먹을 수가 없다. 그렇다고 건강에 문제가 되지는 않는다. 탄수화물이라는 영양소는 에너지로 사용될 뿐 몸을 만드는 재료가 아니기 때문이다. 필수 아미노산(단백질)이나 필수 지방산이란 말은 있어도 필수 탄수화물이라는 말은 없지 않은가. 밥, 빵, 면을 끊더라도 건강에는 전혀 문제가 생기지 않는다. 다이어트에 성공하고 싶다면 먼저 밥, 빵, 면부터 끊어라!

"샐러드도
당분이라고요?!"

설마…… 달기는커녕 씁쓸한 맛뿐인 샐러드가 당분이라니!
믿기지 않는가? 그러나 사실이다. 샐러드 채소 역시 탄수화물이다.
땅에서 자라는 식물이라면 전부 탄수화물에 속한다. 쌀이나 밀도
땅에서 자라고 과일도 땅에서 자라는 나무에 열린다. 채소 역시 땅에서
자란다. 쌀, 밀, 과일이 탄수화물인 것처럼 채소도 탄수화물이다.
탄수화물이 소화되면 당분이 된다. 그러므로 채소 역시 소화되면
당연히 당분이 된다. 다만 쌀, 밀, 과일과 달리 채소에는 섬유질이
많다. 섬유질도 당분이긴 하지만 다행스럽게도 우리가 소화하지
못한다. 그래서 채소를 먹어도 살이 잘 찌지 않는 것이다. 하지만 소는
섬유질까지 소화할 수 있기 때문에 풀만 먹어도 살이 찐다. 섬유질을
소화하지 못하는 것이 생존에는 불리하지만 다이어트에는 오히려
축복인 셈이다. 상추, 시금치, 청경채 같은 잎채소는 걱정하지 않고
먹어도 좋다.
그러나 모든 채소가 안전한 건 아니다. 녹말이 많은 채소는 쉽게

살찌게 만들기 때문이다. 잎채소에 비해 뿌리채소에는 상대적으로 녹말이 많다. 그래서 뿌리채소를 너무 많이 먹는 것은 곤란하다. 심지어 어떤 채소들은 밥, 빵, 면과 별로 차이가 없을 정도다. 그런데도 불구하고 채소라서 다이어트에 좋다고 잘못 알려져 있다. 대표적인 것들이 바로 감자, 고구마, 옥수수다. 감자, 고구마 1개(약 200g)에는 밥 반 공기, 옥수수 1개에는 무려 밥 한 공기에 해당하는 당분이 들어 있다. 먹는 양을 생각한다면 감자, 고구마를 먹으나 밥을 먹으나 당분의 양에는 별반 차이가 없다. 그런데 감자, 고구마, 옥수수를 먹으면서 다이어트를 한다? 당연히 말도 안 되는 소리다. 누군가는 섬유질이 많아서 몸에 좋지 않냐고 주장한다. 명심하라. 채소의 섬유질은 껍질까지 먹었을 때가 기준이다. 당신은 감자, 고구마를 껍질째 먹는가? 그렇지 않다면 섬유질이 많다는 얘기는 그냥 잊어 버려라. 섬유질을 보충하겠다면 차라리 나물을 좀 더 먹는 게 낫다. 감자, 고구마, 옥수수는 절대 다이어트 식품이 아니다. 다이어트에 성공하고 싶다면 최대한 피하라.

원칙 2
단백질은 손바닥만큼만 먹어라

　세상에서 가장 바보 같은 다이어트는 배고픔을 참는 다이어트다. 그런데도 많은 다이어트법에서는 배고픔을 참고 음식을 먹지 않아야 지방을 태울 수 있다고 가르친다. 그래서 배고픔과 친해지라고 말한다. 곧 괜찮아질 거라면서 말이다. 다이어트를 해 봤다면 이 말에 수긍하는 사람도 있을 것이다. 참다 보면 어느 순간 신기하게 배고픔이 사라지기 때문이다. 그러면 사람들은 이제야 지방이 타는가 보다며 기뻐한다. 하지만 사실은 전혀 그렇지 않다. 우리가 배고픔을 느끼는 이유는 뇌에 공급되는 당분이 부족해서다. 뇌에 다시 당분이 공급되면 배고픔은 사라진다. 만약 당분이 없는데도 계속 먹지 않으면 어떻게 될까? 우리 몸은 단백질을 이용해서 당분을 만들어 낸다. 굶주림을 계속 참았을 때 배고픔이 사라지는 건 단백질에서 만들어진 당분이 뇌에 공급되었기 때문이다. 필요한 걸 알아서 만들어 내다니 참 기특한 일이다. 하지만 마냥 좋아할 일은 아니다. 당분을 만드느라 당신의 근육이 분해되고 있으니까 말이다. 계속 굶게 되면 근육은 점점 더 많이 분해되어 사라진다. 다이어트 초기에는 몸속에 비축해 둔 단백질 풀(pool)을 활용하겠지만 기간이 길어지면 근육의 손실을 피할 수 없다. 지방 배터리가 켜지지 않은 상태라면 근육의 손실은 더욱 심해진다. 결국 정작 빼고 싶었던 지방은 별로 줄지 않고 애꿎은 근육만 잃어버리고 만다. 근육이 줄어들면 몸도 약해지고 살은 더 빼기 힘들어진다. 이렇기 때문에 무작정 굶는 다이어트가 몸을 망치는 것이다.

본래 음식을 적게 먹으면 지방 배터리가 켜지는 것이 정상이다. 지방이 타서 에너지가 생겨 나온다면 배고픔도 덜하고 근육 손실도 잘 생기지 않는다. 그런데 무작정 칼로리만 줄이는 다이어트를 하는 사람들은 양만 줄어들면 지방 배터리가 켜질 거라고 착각한다. 하지만 조건이 맞지 않으면 아무리 먹는 양을 줄여도 지방 배터리는 켜지지 않는다. 살을 빨리 빼려면 당연히 음식량을 어느 정도 줄여야겠지만 그래도 지방 배터리가 켜질 수 있도록 만든 상태에서 줄여야 한다. 그렇지 않으면 고생만 하고 만족할 만큼 살이 빠지지 않는다.

앞에서 말한 것처럼 지방 배터리를 켜는 제1원칙은 당분을 줄이는 것이다. 당분 섭취를 줄여서 비만 호르몬인 인슐린의 활동을 억제해야 한다. 그것이 가장 중요하다. 그 상태가 되어야 비로소 지방 배터리를 켜는 다른 열쇠들을 활용할 수 있다. 자, 이제 그 상태가 되었다면 지방 배터리를 켜는 첫 번째 열쇠를 한번 사용해 보자. 그 열쇠는 바로 글루카곤이다. 글루카곤은 쉽게 말하면, 지방을 녹여 내는 호르몬이다. 지방 세포 속에 들어 있는 지방은 자루 속의 양파처럼 그물망으로 감싸여 있다. 그래서 그물망을 끊기 전에는 지방을 태울 수가 없다. 글루카곤은 이 그물망을 풀고 지방이 혈액 속으로 흘러나오도록 해 준다. 마침내 지방 배터리가 켜지는 것이다. 그렇게 되면 지방이 타기 시작하고 음식을 적게 먹어도 기운이 난다. 활동을 하면 할수록 지방 배터리는 더 활발하게 작동한다. 그 결과, 더 많은 지방이 타기 때문에 살도 더 많이 빠진다. 선순환이 시작되는 것이다.

  글루카곤을 활동하게 만드는 방법은 간단하다. 고기를 먹으면 된다. 단백질을 먹으면 글루카곤이 활성화되는 것이다. 소고기, 돼지고기, 닭고기, 생선, 해산물 등 단백질이라면 모두 가능하다. 게다가 단백질은 배고픔을 조절하는 데도 큰 도움이 된다. 음식으로 먹는 단백질의 약 58%는 소화되어 당분으로 바뀌기 때문이다. 당분을 먹지 않더라도 뇌에 당분을 공급해 줄 수 있어서 배고픔을 훨씬 덜 느끼게 해 준다. 그래서 고기를 먹으면 배가 든든한 느낌이 드는 것이다. 호르몬 다이어트에서는 다이어트 기간 동안 밥 대신 고기를 주식으로 한다. 그 편이 배도 덜 고프고 지방도 더 많이 태울 수 있어서 여러모로 유리하다. 그럼 양은 어느 정도가 적당할까? 대체로 한 끼에 자기 손바닥 크기 정도의 고기가 가장 적당하다. 일반적으로는 150~200g 정도라고 보면 된다. 그만큼 먹어도 배가 고프다면 다이어트 초기에는 2배까지 먹을 수 있다. 다이어트가 진행될수록 지방이 타면서 자연스럽게 양이 줄어든다. 고기와 함께 샐러드와 약간의 과일을 곁들여서 한 끼 식사를 한다. 이 간단한 원칙만 지키면 글루카곤 열쇠가 작동한다. 그러면 더 이상 무작정 배고픔을 참는 힘든 다이어트는 하지 않아도 된다. 대신 힘도 덜 들고 살은 잘 빠지는 스마트한 다이어트가 시작되는 것이다.

기름지게 먹어라

지방 배터리를 켜려면 탄수화물을 끊고 단백질을 먹어야 한다는 것은 이제 잘 알았을 것이다. 거기에 덧붙여 지켜야 할 원칙이 한 가지 더 있다. 적당한 양의 지방을 함께 먹으라는 것이다. 아니, 지방을 빼려고 이 고생 중인데 왜 지방을 먹으란 말인가! 이렇게 해서 언제 살을 빼겠냐며 흥분하는 당신의 얼굴이 눈에 선하다. 진정하고 조금만 더 들어 보라.

　나 역시 지금 다이어트에 대해 말하고 있다. 살을 더 잘 빼기 위해 지방을 먹으라는 얘기다. 자, 다시 한 번 원칙을 정리해 보자. 먼저 탄수화물은 최대한 줄여야 한다. 두 번째로 단백질은 손바닥만큼만 먹어야 한다. 여기까지는 잘 이해했으리라 믿는다. 그런데 이 원칙대로 먹을라치면 양이 적을 수 있다. 특히 활동량이 많은 사람이라면 에너지가 부족할 가능성이 있다. 샐러드를 곁들여 먹는다고 해도 하루 1000kcal가 채 안 되는 저칼로리 식단이 되고 만다. 이런 식단을 장기간 실천하기는 아무래도 무리다. 다이어트는 일단 목표에 도달할 때까지 멈추지 말아야 한다. 그래야 마침내 다이어트에 성공할 수 있다. 그러려면 활동하는 데 부담이 없을 정도의 열량을 섭취해야 도중에 포기하는 불상사가 생기지 않는다.

　지금 우리가 정한 식단에서는 탄수화물을 최소량으로 제한했고 단백질도 손바닥만 한 양으로 정했다. 그렇다면 부족한 열량을 어떻게 보충해야 할까? 지방을 추가하는 수밖에 없다. 지방은 많이 먹더라도 지방 배터리를 끄는 부작용이 생기지 않는다. 그래서 다이어트를 방해하지 않기 때문에 안심할 수 있다. 또 어떤 지방들은 대사 작용을 활발하게 만드는 효과도 있다. 이런 지방들을 먹으면 체온이 올라가서 다이어트에도 도움이 된다. 체온이 올라갈수록 더 많은 지방을 태울 수 있기 때문이다. 결론은 몸에도 좋고 다이어트에도 도움이 되는 좋은 지방만 골라 먹으라는 말이다.

가장 좋은 지방은 MCT 오일이다. 이 지방은 크기가 작아서 간에 부담이 되지 않는다. 그래서 몸에 쌓이지 않고 먹은 양 전부가 에너지로 사용된다. MCT 오일을 오래 먹으면 체온을 올리는 효과까지 있다. MCT 오일이 많이 들어 있는 코코넛 오일을 먹어도 역시 같은 효과를 얻을 수 있다. 그렇기 때문에 MCT 오일과 코코넛 오일을 끼니마다 드레싱이나 소스, 또는 조리를 할 때 식용유로 사용하면 좋다.

질이 좋은 버터도 좋은 다이어트 식품이다. 대사 작용을 돕고 기운이 나도록 해 준다. 실제로 탐험가들이 오지를 여행할 때 반드시 챙겨 가는 식품이 바로 버터다. 그만큼 에너지를 보충하는 효과가 크기 때문이다. 버터를 고를 때는 풀을 먹고 자란 소의 우유로 만든 버터가 가장 좋다. 지방이 적당히 붙어 있는 고기를 먹는 것도 좋은 방법이다. 단백질을 주식으로 한다고 해서 닭 가슴살처럼 빡빡한 고기만 먹으면 안 된다. 그보다는 적당히 지방이 있는 부위를 먹는 편이 다이어트에는 더 도움이 된다. 닭 가슴살만 먹지 말고 날개나 다리처럼 지방이 있는 부위를 골고루 먹는 것을 권한다. 생선도 연어나 고등어처럼 적당히 기름기 있는 생선을 추천한다.

사실 기름기가 없는 고기만 골라서 먹으면 건강에도 좋지 않다. 하루 동안 처리할 수 있는 단백질의 양에 한계가 있기 때문이다. 그래서 지방이 없는 빡빡한 고기만 먹으면 오히려 간이 망가진다. 캐나다의 탐험가 빌흐잘무르 스테판손은 한때 에스키모들과 함께 살았던 적이 있었다. 그러던 중 에스키모들이 토끼 고기를 잘 먹지 않는다는 사실을 발견했다. 간혹 먹기는 했지만 그때도 반드시 고기를 물범 기름에 찍어 먹었다. 그 이유를 묻자 에스키모들은 토끼 고기만 먹으면 설사를 하거나 두통, 피로감처럼 불편한 증상이 생기기 때문이라고 대답했다. 이런 증상들이 바로 간이 손상될 때 나타나는 대표적인 증상이다. 토끼 고기에는 기름기가 거의 없어서 그것만 먹으면 간에 부담이 클 수밖에 없다. 하지만 에스키모들이 하는 것처럼 적당량의 지방을 함께 먹으면 이런 문제가 생기지 않는다. 단백질을 주식으로 하더라도 닭 가슴살과 달걀흰자, 단백질 셰이크만 먹는 고단백 다이어트를 하지는 말라. 건강한 다이어트를 하고 싶다면 반드시 지방을 챙겨 먹어라.

황제 다이어트의
실패

고기를 배 터지게 먹어도 살이 빠진다! 이 한마디로 황제 다이어트는 사람들의 이목을 집중시켰다. 배부르게 먹어도 살이 빠진다니 귀가 솔깃하지 않을 수 없다. 이미 황제 다이어트로 성공한 몇몇 사람들의 소식이 전해지자 사람들은 황제 다이어트에 열광했다. 너도나도 황제 다이어트를 하기 시작했다. 하지만 얼마 못 가 실패한 사람들이 점점 나타나고 건강에 좋지 않다는 전문가의 평가까지 나오면서 황제 다이어트의 열기는 식어 버리고 말았다. 그런데 고기를 배부르게 먹어도 살이 빠진다는 황제 다이어트의 주장은 정말이었을까?

사실 황제 다이어트를 만든 앳킨스 박사는 절대 고기를 배 터지게 먹으라고 말하지 않았다. 일부러 양을 줄일 필요가 없다고 말했을 뿐이다. 살찌게 만드는 주범인 탄수화물을 끊는 대신 고기와 지방, 채소 등을 편하게 먹어도 좋다는 것이 앳킨스 다이어트의 핵심이다. 그런데 우리나라에는 고기를 마음껏 먹는 다이어트로 잘못 알려진 것이다. 실제로 고기를 마음껏 먹으면 다이어트에 실패할 가능성이 많다. 단백질의 상당 부분이 결국에는 당분으로 바뀌기 때문이다. 그래서 단백질을 너무 많이 먹어도 살이 찔 수 있다. 불고기나 갈비찜, 고추장 불고기처럼 달달하게 양념이 된 고기 요리라면 반드시 살이 찐다. 그러므로 고기라고 해서 무조건 안심하고 많이 먹으면 안 된다. 최근 대중 매체에 소개되어 관심을 모으고 있는 LCHF(저탄수화물 고지방) 식단 역시 당분을 제한하는 다이어트의 한 가지다. 탄수화물과 지방 얘기만 하고 있기 때문에 LCHF를 실천하는 사람들 역시 고기는 편하게 먹어도 된다고 생각하는 듯하다. 하지만 그렇게 하면 살이 빠지지 않는 사람이 반드시 나온다. 몸에서 만들어지는 당분을 전혀 고려하지 않기 때문이다. 먹는 당분의 양만 계산해서는 안 된다. 단백질에서 만들어지는 당분도 과잉이 되지 않도록 주의해야 한다. 다이어트에 성공하고 싶다면 고기도 적정량만 먹어야 한다는 사실을 잊지 말자.

원칙 3
염증을 만드는 음식을 피하라

    다이어트를 하려는 사람들 중에 만성 염증이 있는 사람이 의외로 많다. 20대가 끝나 가는데도 여전히 생리 때면 얼굴에 여드름이 심해지는 사람부터 조금만 피곤했다 싶으면 방광염이 생기는 사람도 있다. 햇빛 알레르기나 과민성 대장 증상이 있거나 이유 없이 툭하면 얼굴에 뾰루지가 나는 사람들도 많다. 몸을 치유하기 위해 잠깐 나타나는 염증과 달리 이런 만성 염증들은 오히려 몸을 상처 내고 건강을 악화시킨다. 게다가 다이어트를 망치는 주범이기도 하다.
    기본적으로 배가 나온 사람이라면 만성 염증이 있을 가능성이 높다. 복부 지방이 만성 염증과 밀접한 관계가 있기 때문이다. 사실은 복부 지방 자체가 만성 염증을 부채질하는 역할을 한다. 당신의 몸이 만성 염증 상태라면 다이어트를 해도 살이 잘 빠지지 않는다. 염증이 비만 호르몬인 인슐린을 더 많이 나오게 만들기 때문이다. 인슐린의 양이 늘어나서 활발하게 활동하면 당신의 몸은 당분을 조절하는 능력을 잃어버린다. 지방 배터리는 꺼지고 간에서는 지방을 더 많이 만들어 내기 시작한다. 그래서 살이 잘 빠지지 않는다. 게다가 늘어난 인슐린은 식욕을 부채질해 다이어트를 계속하기 힘들게 만든다. 그렇기 때문에 만성 염증이 있는 채로 다이어트에 성공하기는 굉장히 힘들다. 만성 염증이 계속되면 간에도 부담을 준다. 염증 때문에 발생한 노폐물들을 간에서 처리해야 하기 때문이다. 간은 정상적인 몸의 활동을 지원하는 여러 호르몬들을 활성화하는 역할을 한다. 물론 그중에는 지방을 태우는 호르몬들도 포함된다. 그런데 염증의 뒤처리를 하느라 간이 이런 호르몬들을 활성화하지 못한다. 그 결과 몸의 기능이 저하되고 지방도 잘 태우지 못하게 된다. 이런 식으로 염증은 몸 전체에 영향을 끼친다.

여드름, 피부 알레르기, 방광염 등 만성 염증이 있는 사람은 염증을 해결하는 것에서 다이어트를 시작해야 한다. 그러지 않으면 살을 잘 뺄 수 없다. 염증을 줄이기 위해 가장 신경 써야 하는 부분은 염증을 악화시키는 음식을 피하는 것이다. 그것만 잘 지켜도 무리 없이 염증을 고칠 수 있다. 피해야 할 음식으로는 크게 4가지를 들 수 있다. 첫 번째는 당분이다. 설탕, 과당처럼 천연의 당분부터 아스파탐, 사카린 같은 인공 감미료도 최대한 줄여야 한다. 두 번째는 곡물이다. 곡물의 글루텐은 염증을 악화시키는 대표적인 단백질이다. 특히 글루텐이 많은 곡물은 밀, 보리, 귀리, 호밀 등이다. 이런 곡물들은 반드시 피해야 한다. 세 번째는 콩이다. 콩에 있는 렉틴, 옥살레이트, 곰팡이 독소 등은 장벽을 손상시키고 염증을 악화시킨다. 잘 씻어 내거나 열처리를 하지 않는 한 많이 먹으면 곤란하다. 마지막으로 피해야 할 음식은 식물성 기름이다. 개인적으로는 앞의 3가지 음식보다 식물성 기름이 훨씬 더 문제가 되는 음식이라고 생각한다. 그러나 그 심각성을 알고 있는 사람은 거의 없다.

식물성 기름은 산소와 쉽게 결합한다. 이것을 산화 또는 산패라고 부른다. 잘 산화된다는 말은 결국 쉽게 썩는다는 의미다. 몸속에 들어간 식물성 기름은 산화되면서 활성 산소를 마구 만들어 낸다. 활성 산소는 몸의 세포들에 달라붙어서 염증을 만든다. 다들 잘 알고 있는 동맥 경화증도 활성 산소가 만드는 염증이 원인이다. 그런데 문제는 활성 산소가 계속해서 염증을 만들며 돌아다닌다는 데 있다. 한 군데에 염증을 만들었다고 해서 사라지는 것이 아니라 다시 다른 곳으로 이동하면서 계속 염증을 만든다. 이런 식으로 온몸에 염증을 퍼뜨리고 다니는 것이다. 그렇기 때문에 염증을 줄이고 다이어트에 성공하려면 식물성 기름을 최대한 먹지 말아야 한다. 콩기름, 참기름, 미강유(현미유), 포도씨유, 옥수수유, 면실유, 카놀라유, 해바라기유, 유채유 등 식물성 기름은 전부 피해야 한다. 식물성 기름 중에서 먹을 수 있는 기름은 올리브오일, 코코넛오일, 레드 팜 오일, 이 3가지뿐이다. 이 밖에 다른 식물성 기름은 가급적 먹지 않도록 주의한다.

버터와 삼겹살

지금까지는 포화 지방인 버터를 많이 먹으면 동맥 경화증이 악화된다고 잘못 알려져 있었다. 그래서 고혈압이나 심장병이 있는 사람들에게 버터는 기피 음식이었다. 그러나 사실은 이와 정반대다. 질이 좋은 버터는 오히려 혈관에 도움이 된다. 포화 지방인 버터는 잘 산화되지 않으므로 염증을 악화시킬 가능성이 적다. 반대로 쉽게 산화되는 식물성 기름은 동맥 경화증을 악화시킨다. 그러므로 조리할 때 쓰는 식용유로는 식물성 기름 대신 버터나 라드(돼지기름) 같은 동물성 기름을 사용하는 것이 좋다.
동물성 기름을 선택할 때는 어떤 환경에서 자란 동물에서 나온 것인지 반드시 확인해야 한다. 왜냐하면 동물의 지방에는 독성 물질이 침착해 있는 경우가 많기 때문이다. 대부분의 중금속이나 독성 물질은 지방에 잘 녹는다. 독성 물질이 몸속으로 들어오면 인간을 비롯한 동물들은 지방 속에 독성 물질을 가둬 둔다. 몸속을 돌아다니며 문제를 일으키는 것을 막기 위해서다. 이런 중금속이나 독성 물질이 들어 있는 동물의 지방을 우리가 먹게 되면 그 독성 물질들이 그대로 다시 우리 몸의 지방 세포 속에 쌓인다. 이렇게 되면 산화를 피하겠다고 선택한 동물성 기름이 오히려 더 큰 문제를 만들 수 있다. 그러므로 동물성 기름을 고를 때는 그 동물이 어떤 환경에서 자랐는지를 반드시 확인하라. 곡물 사료를 먹은 소보다는 풀을 뜯어 먹고 자란 소나 유기농 인증을 받은 소의 우유로 만든 버터를 선택해야 한다. 무슨 사료를 먹었는지도 모르는 공장형 사육으로 길러진 동물의 지방은 무조건 피해야 한다. 최근 고지방 다이어트를 소개하는 TV 프로그램에서 삼겹살을 굽고 난 뒤에 남아 있는 기름을 마시는 장면을 방송했다. 지방이 다이어트에 도움이 된다는 것을 보여 주려는 의도였을 것이다. 물론 그 내용은 일리가 있지만 어떻게 길러졌는지도 모르는 돼지의 지방을 먹는 것은 곤란하다. 만약 자란 환경을 확인할 수 없다면 그 삼겹살의 지방은 되도록 먹지 말아야 한다. 물론 좋은 환경에서 자란 돼지의 삼겹살이라면 마음 놓고 먹어도 괜찮다.

원칙 4
스트레스를 줄여라

　다들 한때는 날씬했다. 그러다 세월이 흐르고 이제는 배부터 눈에 들어오는 대한민국 표준 아저씨, 아줌마 몸매가 되고 말았다. 살아온 세월의 무게만큼 살이 찐 것이다. 그래서 나잇살이라는 말이 생겼을 게다. 미국의 어떤 의사는 우리는 언제 살이 찌는가, 라는 재미있는 질문을 던졌다. 그는 한 사람의 인생에서 체중이 어떻게 변하는지를 조사했다. 그리고 예상 밖의 재미있는 사실을 발견하게 되었다. 조사에 참여한 대부분의 사람들은 입시, 취직, 결혼, 출산 등 인생의 중요한 이벤트를 겪을 때마다 체중이 급격하게 늘었다. 그러니까 인생의 중요한 이벤트가 바로 그들의 체중을 늘리는 계기였던 것이다! 도대체 왜 다들 그때 살이 찐 걸까?

기쁜 일이건 슬픈 일이건 중요한 이벤트는 우리 몸에 스트레스로 작용한다. 그리고 그때마다 우리는 평소보다 더 많은 힘을 내야 한다. 그래야 그 상황을 무사히 넘길 수 있기 때문이다. 스트레스 호르몬인 코르티솔이 필요해지는 순간이다. 코르티솔은 스트레스를 이겨 내기 위해 몸이 만들어 내는 호르몬이다. 코르티솔이 나오면 혈당이 올라가면서 불끈 힘이 솟아난다. 졸음이 달아나고 머리도 맑아진다. 집중력을 높여 주는 것이다. 언뜻 보면 좋아 보이지만 꼭 그런 것만은 아니다. 특히 다이어트를 하는 사람에겐 말이다. 코르티솔이 인슐린 다음으로 강력한, 지방 배터리를 끄는 호르몬이기 때문이다. 그래서 지금 코르티솔이 너무 많이 나오고 있는 사람이라면 살이 잘 빠지지 않는다. 입시, 취직, 결혼 등 순간순간 중요한 결정을 해야 하는 상황의 연속이다. 평소보다 몇 배나 더 많은 집중력을 발휘해야 하는 상황인 것이다. 그럴 때면 코르티솔이 울컥 쏟아져 나온다. 그래야 그 상황을 무리 없이 헤쳐 나갈 수 있다. 그리고 문제는 그때 발생한다.

  코르티솔은 무조건 혈당을 올리려고 한다. 비상 상황을 극복하기 위해서다. 스트레스를 받는 시간이 짧다면 저장되어 있는 당분을 사용하는 정도로 끝이 난다. 하지만 시간이 길어지면 저장된 당분이 이미 고갈되었기 때문에 단백질로 당분을 만들어 내는 수밖에 없다. 그래서 근육을 분해하기 시작한다. 옛날의 스트레스 상황은 동물과 싸우는 것처럼 위험한 상황이었다. 그만큼 활동이 활발한 상태다. 빠르게 움직여야 하기 때문에 에너지도 빨리빨리 보충되어야 한다. 그래서 코르티솔은 지방 배터리를 끄고 에너지를 만드는 시간이 짧은 포도당 배터리를 켠다. 만들어진 당분은 계속 소모되므로 다시 당분을 만들어 내도 몸에는 아무런 문제가 없다.

하지만 현대의 스트레스 상황은 옛날과 완전히 달라졌다. 이제는 정신적인 긴장이 대부분이다. 활동은 별로 하지 않으면서 신경만 많이 쓰는 상황인 것이다. 이렇게 되면 만들어 낸 포도당이 별로 사용되지 않는다. 그래서 몸속에는 금세 당분이 흘러넘치게 된다. 지갑이 두둑해지면 돈을 은행에 저축해야 하는 것처럼 우리 몸은 넘쳐 나는 포도당을 지방으로 저장하기 시작한다. 스트레스가 지속되는 동안 코르티솔은 계속해서 혈당을 올린다. 저장되는 지방의 양도 덩달아 늘어날 수밖에 없다. 결국 근육이 줄어들어 팔다리는 점점 가늘어지고 대신 배가 나온다. 나잇살이 붙은 아저씨, 아줌마 몸매로 변하는 것이다. 엉덩이 근육이 약해지면서 엉덩이도 처진다. 배는 나오고 엉덩이까지 처지면 입던 옷들이 더 이상 맞지 않게 된다. 전에 입던 바지가 허리에서 딱 걸리고 만다. 근력도 떨어져서 이제 조금만 걸어도 지치고 힘이 든다. 다리 근육이 빠지면서 무릎도 약해진다. 코르티솔은 피도 잘 흐르지 않게 만든다. 그래서 어깨 근육이 쉽게 뭉치고 자다가 종아리에 쥐가 나는 일도 자주 생긴다. 결국 힘들고 지치고 아픈 몸이 되고 만다.

이런 몸 상태로는 잠깐 술을 끊는다고 해도 살이 빠지지 않는다. 힘들어서 운동도 오래 하지 못한다. 살을 빼겠다고 애쓰는 노력들이 오히려 스트레스가 되어 코르티솔의 분비량을 늘리는 경우도 생길 수 있다. 그래서 다이어트를 하는데도 살이 더 찐다. 더 이상 단순히 열심히 하는 다이어트로는 효과를 얻을 수 없다는 말이다. 이때는 먼저 넘치는 코르티솔부터 줄여야 한다. 그래야 포도당 배터리 대신 지방 배터리가 켜지기 때문이다. 다이어트에 성공하려면 지방 배터리가 작동하고 살이 잘 빠지던 예전의 몸으로 돌아가는 것이 가장 중요하다. 이제는 살을 빼겠다고 몸을 괴롭히는 무작정 다이어트는 그만두고 스트레스를 줄이는 데 집중하라!

게으르게 운동하라

에어로빅은 1960년대 미국의 내과 의사 케네스 쿠퍼에 의해 세상에 알려졌다. 쿠퍼 박사는 에어로빅이 심장을 건강하게 만든다고 주장했다. 그의 말은 많은 사람들에게 영향을 주었고, 그는 미국의 심장을 구한 사람으로 칭송받았다. 그 뒤

코르티솔 과잉 체크 리스트

- ☐ 복부 비만
- ☐ 가느다란 팔과 다리
- ☐ 이중 턱살과 불룩 솟은 승모근
- ☐ 허약, 무기력
- ☐ 피로감, 아침에 일어나기 힘듦
- ☐ 졸음
- ☐ 불면
- ☐ 우울함, 걱정, 근심, 짜증
- ☐ 스트레스를 참기 힘듦
- ☐ 피부가 얇아짐
- ☐ 여드름 또는 피부 트러블
- ☐ 얼굴, 눈의 부기
- ☐ 눈의 다크서클
- ☐ 발목, 무릎의 통증
- ☐ 발뒤꿈치 통증
- ☐ 계단 오를 때 숨참
- ☐ 잦은 바이러스 감염이나 염증
- ☐ 고혈압
- ☐ 커피 중독

매일 힘들지 않은 강도로 꾸준하게 하는 운동인 에어로빅이 건강을 위한 운동의 표준이 되었다. 하지만 수십 년이 지난 2005년, CNN은 맥마스터 대학교 연구 팀의 충격적인 연구 결과를 보도했다. 6분간의 힘든 운동이 매일 한 시간씩 꾸준히 하는 에어로빅과 똑같은 효과를 낸다는 내용이었다. 그 뒤에 이루어진 비슷한 연구에서도 역시 결과는 동일했다. 그동안 누구나 운동의 절대 원칙으로 인정했던 에어로빅이 실제로는 비효율적인 운동이었음이 밝혀진 것이다. 오히려 오랜 시간 동안 하는 운동은 근육과 관절을 손상시킨다는 지적도 나왔다. 결국 쿠퍼 박사는 미국의 심장을 구한 영웅에서 미국의 무릎을 파괴한 악당으로 추락하고 말았다.

다이어트를 한다면 반드시 운동을 해야 한다는 생각 역시 에어로빅 이론에서 나온 것이다. 그래서 다이어트를 하는 사람들이 선택하는 운동들도 대부분 걷기, 달리기, 수영 등의 유산소 운동이다. 이 운동들은 힘이 많이 들지는 않지만 30분 이상 긴 시간 동안 하는 것이 원칙이다. 매일 꾸준히 해야 하는 건 물론이고 말이다. 운동 전문가들은 그렇게 해야 지방을 많이 태울 수 있다고 설명한다. 다이어트를 하는 사람들 역시 다이어트에는 유산소 운동이 최고라고 믿는다. 이미 10년 전에 이 주장이 완전히 틀렸다는 것이 밝혀졌는데도 말이다. 사실 다이어트에는 운동보다는 적절한 식단이 절대적으로 중요하다. 운동으로 칼로리를 소모해서 살을 뺀다는 말이 그럴듯하게 들릴 수는 있다. 하지만 실제로는 운동으로 소모할 수 있는 칼로리가 생각보다 크지 않다는 것이 함정이다. 한 시간을 걸어 봤자 밥 한 공기만큼의 열량도 소모하지 못한다. 직업처럼 운동에 매달리지 않는 한 운동으로 살을 빼기는 굉장히 어렵다. 만약 많이 움직여서 살을 뺄 수 있다면 집안

일로 바쁜 주부들 중에는 뚱뚱한 사람이 한 명도 없어야 하지 않겠는가.

운동의 또 다른 부작용은 근육과 인대를 손상시킨다는 점이다. 눈에 보이지는 않지만 오랜 시간 동안 운동을 하면 근육과 인대는 약간씩 찢어지게 된다. 운동을 하면 할수록 이런 손상은 더욱 심각해진다. 어떤 사람들은 운동을 한 다음 날 느껴지는 몸의 통증을 즐기기도 한다. 팔다리가 쑤시고 관절이 뻐근해야 제대로 운동을 했다고 여긴다. 그러면 살이 더 잘 빠질 거라며 속으로 기뻐하기까지 한다. 하지만 이런 생각은 완전한 착각이다. 몸의 입장에서 보자면 절대 반길 수 없는 상황이기 때문이다. 오히려 몸에 상처가 생기면 강한 스트레스 상태가 되고 만다. 그리고 스트레스 호르몬인 코르티솔이 쏟아져 나온다. 코르티솔이 많이 나오면 일단 지방 배터리는 작동을 멈춘다. 지금의 상황을 회복하는 데 집중해야 하기 때문에 빨리 에너지로 만들 수 있는 포도당 배터리를 주로 사용하게 만든다. 상처 나거나 손상된 근육 세포가 널려 있으니 당분으로 바꿀 재료도 충분하다. 결국 지방은 타지 않고 근육만 줄어들고 만다.

운동이 주는 부작용은 여기서 끝나지 않는다. 지방 배터리를 켜는 또 다른 열쇠인 성장 호르몬을 허비하기 때문이다. 성장 호르몬은 우리가 잠을 자는 동안 분비된다. 성장 호르몬은 세포를 재생하고 지방을 분해하는 일을 한다. 한때 유행했던 배에 맞는 살 빼는 주사가 바로 성장 호르몬 주사다. 성장 호르몬은 잠을 푹 잘수록 더 많이 분비된다. "미인은 잠꾸러기"란 말이 단순히 광고 문구인 것만은 아니다. 그런데 운동으로 몸 여기저기에 상처가 생겼다면 어떻게 될까? 성장 호르몬은 당분간 지방을 태우는 일을 할 수 없게 된다. 상처 난 세포를 재생하는 일만으로도 여력이 없는 것이다. 운동을 하지 않고 편안히 잤더라면 지방을 태울 수 있었을 텐데 도리어 좋은 기회만 날려 버린 셈이다.

이처럼 너무 오래 하거나 매일 하는 운동은 오히려 다이어트에 부담이 된다. 다이어트를 위해 운동을 한다면 짧은 시간 동안 하는 근력 운동이 가장 좋다. 매일 운동하는 것보다는 이틀에 한 번 정도만 해서 몸이 회복할 수 있는 시간을 주는 것도 필요하다. 운동을 하는 시간은 하루 10분 정도면 충분하다. 한 부위만 운동하는 것보다는 상체 운동과 하체 운동을 번갈아 가면서 하는 것을 추천한다. 상체와 하체의 근력 운동을 1분씩 번갈아 하며 4세트를 반복하는 방식이다. 예를 들면 벽을 짚고 선 채 팔굽혀펴기를 1분간 한 후에 다시 앉았다가 일어서기를 1분간 한다. 아령을 든다거나 누운 자세에서 다리를 드는 레그 레이즈 등 운동의 종류에 관계없이 상체 운동과 하체 운동을 1분씩 교대로 하면 된다. 1분 동안 각 운동의 횟수는 12회 정도로 시작한다. 즉 팔굽혀펴기 12회를 1분간 한 뒤에 앉았다 일어서기를 1분간 12회 한다. 이 속도에 익숙해지면 그때부터는 속도를 더 느리게 하는 것이 좋다. 느리면 느릴수록 다이어트 효과가 더 커진다. 이렇게 2일에 10분씩, 1주일에 30분이면 다이어트 운동으로는 충분하다. 과한 운동은 오히려 지방을 태우지 못한다. 길고 힘든 운동은 그만두고 이제부턴 게으르게 운동하라!

원칙 5

뜨겁게 살아라

　살이 가장 빠지지 않는 타입은 어떤 사람일까? 단연코 기운 없고 추위를 타는 사람들이다. 이들은 유명하다는 다이어트를 대부분 섭렵한 역전의 용사들이다. 물론 효과를 본 다이어트는 거의 없었다. 이 타입인 사람이 내원하면 나 역시 일단 긴장부터 하고 본다. 다시 한 번 실패를 안겨 줄 수는 없기 때문이다.

　이들을 진맥해 보면 어김없이 맥이 느리고 약한, 이른바 '허약'한 사람들이다. 추위를 많이 타는 데다 기운이 없어서 피로감도 자주 느낀다. 혈액 순환도 좋지 않다. 그래서 머리카락이 많이 빠지고 손톱은 쉽게 부러진다. 건조해진 손톱에는 세로로 결이 나 있는 경우가 많다. 푸석푸석한 피부 때문에 나이가 더 들어 보이는 사람도 있다. 대부분은 부기도 심하다. 손발은 물론이고 온몸이 다 부어 있다. 혀의 가장자리에는 이빨 자국이 선명하다. 그러나 허약해서 그렇다는 소리를 들으면 대개 실소를 터뜨린다. 그런 소리 하면 남들이 비웃는다는 둥 진맥을 다시 해 보라는 둥 하면서 좀처럼 믿으려 들지 않는다. 물론 이런 반응을 이해하지 못하는 건 아니다. 지금 체격에 허약하다면 누가 믿어 주겠는가. 하지만 믿기지 않더라도 허약해서 살이 찐다는 것만은 틀림없는 사실이다.

하루 종일 일정하게 체온을 유지하려면 우리 몸은 굉장히 많은 에너지를 소비해야 한다. 체온이 높은 사람은 가만히 있어도 다른 사람보다 에너지를 많이 쓰고 있는 셈이다. 그래서 살이 잘 찌지 않는다. 하지만 추위를 타고 몸이 차가운 사람은 그와 정반대다. 겨울잠을 자는 동물처럼 아주 적은 에너지만 소비한다. 그만큼 쉽게 살이 찌고 살을 빼기도 어렵다. 대사 작용이 활발하지 않아서 소비하는 열량이 얼마 안 되기 때문에 굶어 봤자 다이어트 효과가 크지 않다. 실제로 이런 사람들은 굶는 다이어트를 별로 힘들어하지 않는다. 힘들게 하는 운동보다는 굶는 게 오히려 편하다고 말한다. 하지만 2가지 다 효과가 없기는 마찬가지다. 예전에는 이런 타입인 사람이 그렇게 많지 않았었다. 그런데 다이어트 클리닉을 해 오면서 실감하게 되는 변화는 갈수록 이런 사람들이 급속하게 늘어나고 있다는 사실이다. 지금은 뚱뚱한 사람의 상당수가 허약형 비만에 속한다.

  허약형 비만 타입 역시 지방 배터리가 작동하지 않는 사람들이다. 이들은 지방 배터리를 켜는 중요한 호르몬 하나가 제 기능을 하지 못하는 상태다. 그래서 지방이 많아도 지방을 태울 수 없다. 지방 배터리를 켜는 또 다른 열쇠, 그것은 바로 갑상선 호르몬이다. 이들은 체온 업 호르몬인 갑상선 호르몬의 활동이 부족한 상태에 있다. 갑상선 호르몬은 교향악단의 지휘자와 같은 호르몬이다. 아름다운 음악을 연주하려면 지휘자가 연주자들을 잘 통솔해야 한다. 마찬가지로 갑상선은 몸의 장기들이 활동하는 속도를 조화롭게 조절한다. 체온이나 심장 박동, 호흡, 소화, 소변, 대변 등 온몸이 갑상선 호르몬의 지휘를 받는다. 갑상선 호르몬은 지방 배터리를 켤지 말지를 결정하는 역할도 한다. 에너지가 많이 필요하다고 판단되면 갑상선 호르몬이 지방 배터리를 켠다. 허약형 비만 타입은 갑상선 호르몬이 제대로 활동하지 않는 상태다. 그래서 체온도 낮고 대사 활동도 활발하지 않다.

  허약형 비만 타입이 다이어트에 성공하려면 체온을 올리는 데 집중해야 한다. 체온이 올라간다면 갑상선 호르몬 역시 정상으로 회복되었을 가능성이 높다. 가장 쉽게 실천할 수 있는 방법은 MCT 오일을 챙겨 먹는 것이다. MCT 오일을 꾸준히 먹으면 기운이 나고 체온도 올라간다. 옥탄가가 높은 고급 휘발유를 넣은 자동차처럼 몸의 활동이 훨씬 더 부드럽고 활발해진다. 갑상선 호르몬의 활동이 활발해지면서 지방 배터리가 켜지기 때문이다. 코코넛 오일의 절반은 MCT 오일이다. 그래서 코코넛 오일을 먹어도 같은 효과가 난다. MCT 오일이나 코코넛 오일을 꾸준히 챙겨 먹는 것이 그래서 중요하다. 샐러드에 뿌리거나 나물을 무칠 때 넣어서 먹어도 되고 그냥 한 숟가락씩 떠먹어도 된다. 굽거나 볶는 요리에 식용유로 사용해도 된다. 어떤 방식이든 먹기만 하면 효과를 낸다. 하루에 먹는 양은 MCT 오일은 15ml, 코코넛 오일은 30ml 정도가 적당하다. 오일을 먹으면 배가 아파 오는 사람이라면 좀 더 적은 양에서 시작하는 것이 좋다. 적응한 뒤에 다시 양을 늘리면 된다. 오일을 먹기 시작한 첫 1~2주 동안은 변화가 더디게 나타날 수 있다. 하지만 실망하긴 이르다. 꾸준히 먹으면 반드시 몸이 따뜻해지고 활력이 생기는 경험을 하게 될 것이다.

 몸을 직접 따뜻하게 해 주는 것도 의외로 도움이 된다. 단순히 체온을 1℃ 올리는 것만으로도 30분간 걷기 운동을 한 효과가 있다. 게다가 체온이 올라가면 효소들의 활동도 활발해진다. 효소는 대사 작용을 도와준다. 그래서 효소의 활동이 활발해지면 대사 작용도 함께 활발해진다. 또 땀을 흘리면서 독소도 배출된다. 정기적으로 사우나 찜질방에 가는 것을 추천한다. 족욕이나 반신욕처럼 일부분만 따뜻하게 하는 것보다는 온몸을 고르게 따뜻하게 해 주는 것이 더 효과적이다. 밖에 나가기 귀찮은 사람이라면 집 안에서 옷을 한 겹 더 입고 생활하는 것도 괜찮은 방법이다.

갑상선 호르몬 부족 체크 리스트

- [ ] 허약, 무기력, 피로
- [ ] 졸음
- [ ] 전신적인 비만
- [ ] 혀 가장자리에 이빨 자국
- [ ] 눈 주위의 부기
- [ ] 눈꺼풀 처짐
- [ ] 피부 건조
- [ ] 팔뚝, 턱, 복부의 피부가 축 처짐
- [ ] 쉽게 부러지는 손톱
- [ ] 손톱의 세로 결
- [ ] 건조하고 뻣뻣한 모발
- [ ] 탈모 또는 가늘어진 모발
- [ ] 바깥쪽 눈썹 빠짐
- [ ] 집중력 장애, 단기 기억력 저하
- [ ] 우울증, 절망감, 결정력 장애
- [ ] 저체온, 추위를 탐, 수족 냉증
- [ ] 성욕 저하, 무월경
- [ ] 식욕 저하
- [ ] 빵, 파스타, 초콜릿, 단맛 중독
- [ ] 고지혈증

"임신 때 체중 그대로예요"

임신 중에 늘었던 체중은 출산을 하고 나면 제자리로 돌아가는 게 보통이다. 그런데 어떤 여성들은 그 체중이 그대로 유지된다. 출산하고 수유까지 마쳤는데도 살이 빠질 기미가 전혀 없는 것이다. 급해진 마음에 다이어트를 해 봐도 체중은 꿈쩍도 하지 않는다. 도대체 왜 이런 일이 생기는 걸까?

임신을 하면 엄마의 몸은 태아를 위해 평소보다 훨씬 더 많은 활동을 해야 한다. 그때는 체온 업 호르몬인 갑상선 호르몬의 양이 늘어나 대사 작용을 활발하게 만든다. 그래도 힘이 부친다면 이번에는 스트레스 호르몬인 코르티솔이 나선다. 비상사태를 수습하기 위해 구원 투수가 등장하는 것이다. 엄마의 몸은 이렇게 온 힘을 다해 힘든 상황을 이겨 내려 한다. 그런데 활동을 시작한 코르티솔은 에너지를 만드는 동시에 갑상선 호르몬을 진정시키는 브레이크를 작동시킨다. 자신과 갑상선 호르몬이 동시에 활동하면 몸에 무리를 줄 수 있기 때문이다. 자기가 나설 테니 갑상선 호르몬더러 쉬고 있으라는 뜻일 게다. 출산을 하고 비상사태가 끝이 나면 코르티솔은 다시 본래의 상태로 돌아간다. 이제는 갑상선 호르몬이 충분히 감당할 수 있다고 판단하는 것이다. 그런데 문제는 코르티솔이 작동시킨 브레이크인

'리버스 T3'가 여전히 갑상선 호르몬을 방해한다는 데 있다. 힘을 내야 할 갑상선 호르몬이 맥을 못 추는 동안 엄마는 하루하루 힘들고 지치는 날들을 보낸다. 무기력해진 갑상선 호르몬은 지방을 태우지도 못한다. 결국 엄마는 임신 때의 체중 그대로 살아가게 된다.

스트레스가 많은 40대 여성에게도 비슷한 상황이 생길 수 있다. 코르티솔이 리버스 T3를 작동시키기 때문이다. 그 결과, 갑상선 호르몬의 활동이 줄어들어 자신도 모르게 '아……, 벌써 갱년기인가?', '나도 이제 늙었구나…….' 하며 나이 탓을 하게 된다. 벌써 갱년기나 노화를 말할 나이가 아닌데도 말이다. 요즘에는 중년 남성들까지도 스스로를 갱년기라고 부른다. 그만큼 심한 스트레스 속에 살아가는 사람들이 많다는 증거일 것이다. 하지만 진짜 원인은 나이가 아니라 갑상선 호르몬에 있다. 이제 나이 탓은 그만하고 잠자고 있는 갑상선 호르몬부터 깨워라! 그러면 당신이 아직 늙지 않았다는 걸 다시 확인할 수 있을 것이다.

────────────────────────────────────

원칙 6

영양 결핍에서 벗어나라

다이어트 약이라고 하면 으레 식욕 억제제를 떠올린다. 적게 먹어야 살이 빠질 텐데 그놈의 식욕이 좀처럼 줄지 않기 때문이다. 그래서 다들 한의원에 오면 입맛이 뚝 떨어지는 약을 지어 달라고 말한다. 하지만 장기적으로 볼 때 이런 식욕 억제제는 아무런 이득이 없다. 약을 먹는 동안은 식욕이 떨어져서 살이 빠지는 듯하지만 약을 끊자마자 식욕은 다시 살아난다. 그것도 참을 수 없을 정도로 강하게 말이다. 그래서 약을 먹고 뺐던 체중은 고스란히 회복된다. 심지어 처음보다 더 늘어나는 사람들도 많다. 결국 약으로 식욕을 조절하려는 노력은 실패로 돌아간다.

식욕은 몸에 부족한 무언가를 채우려는 욕구다. 그렇기 때문에 필요한 만큼 먹고 나면 자연스럽게 식욕도 줄어든다. 만약 음식을 먹었는데도 식욕이 떨어지지 않는다면 그건 여전히 무언가가 부족하다는 뜻이다. 많이 먹었어도 정작 당신의 몸이 원하는 무언가가 빠져 있었던 것이다. 우리는 음식으로 몸에 필요한 영양소를 보충한다. 식욕은 영양소가 부족하다는 몸의 신호인 셈이다. 그런데 사람들은 종종 영양소와 칼로리를 같은 것으로 오해한다. 그래서 먹은 음식의 양이 많으면 충분히 먹었다고 여긴다. 하지만 실제는 그렇지 않다. 칼로리는 충분했어도 영양소는 여전히 부족할 수 있기 때문이다.

칼로리는 우리가 활동할 때 사용하는 에너지를 말한다. 자동차로 치면 기름에 해당한다. 에너지가 없으면 활동을 할 수 없기 때문에 우리 몸은 항상 칼로리를 원한다. 그러나 기름만 있다고 해서 자동차가 잘 달릴 수 있는 건 아니다. 엔진 오일이나 냉각수, 타이어 등 다른 소모품들도 함께 충분해야 한다. 이런 소모품들이 부족해져도 자동차에는 경고등이 들어온다. 우리 몸도 마찬가지다. 건강하게 살아가기 위해서는 칼로리 외에도 여러 영양소가 필요하다. 그리고 이런 영양소가 부족할 때도 우리는 식욕을 느낀다.

우리가 잘 알고 있는 3대 영양소(탄수화물, 단백질, 지방)는 칼로리로 사용되는 영양소들이다. 활동을 하면서 계속 소모되기 때문에 매일 채워 주지 않으면 안 된다. 이와 달리 에너지로 소모되는 것이 아니라 기능을 유지하는 데 사용되는 영양소들도 있다. 이 영양소들은 손상된 부분을 복구하거나 대사 기능이 제대로 이루어질 수 있도록 도와준다. 3대 영양소 중 하나인 탄수화물은 순전히 칼로리로만 사용된다. 활동하는 동안 에너지로 소모되어 사라진다는 말이다. 하지만 단백질과 지방은 다른 용도로도 사용된다. 우리 몸을 만드는 재료들이기 때문이다. 근육, 피부, 머리카락, 손톱 등 몸을 새롭게 만들거나 상처를 치료하는 데도 사용되고 호르몬의 재료가 되기도 한다. 뼈를 만드는 데 필요한 칼슘과 인 역시 영양소의 하나다. 인이나 칼슘 외에도 나트륨, 칼륨, 요오드 등 여러 무기질이 몸의 기능을 유지하는 데 필요하다.

   그런데 현대인이 먹는 음식들에는 이런 다양한 영양소가 들어 있지 않다. 아니, 심각할 정도로 영양소가 부족한 음식들이다. 우리가 먹는 주식은 쌀, 밀과 같은 곡물이다. 본래는 곡물에도 무기질과 비타민 등의 영양소가 들어 있지만 우리가 먹는 쌀과 밀은 그렇지 않다. 껍질을 깎아 내고 알맹이만 먹기 때문이다. 이렇게 남은 알맹이에는 순수한 녹말만 들어 있다. 이른바 정제 탄수화물이다. 이런 정제 탄수화물은 다른 영양소는 전혀 없고 오직 칼로리만 가지고 있다. 순수하게 에너지로만 사용되는 것이다. 그래서 우리 몸을 구성하는 재료가 된다거나 기능을 유지하는 데 도움을 주는 역할은 전혀 하지 못한다. 곁들여 먹는 음식들도 형태만 바뀌었을 뿐 정제 탄수화물이 대부분이다. 시럽이나 소스 역시 곡물로 만들기 때문이다. 이렇게 칼로리만 있고 영양소는 없는 음식을 우리는 정크푸드, 즉 쓰레기 음식이라고 부른다. 현대인의 식단에서 가장 큰 문제는 정크푸드가 너무 많다는 것이다.

뚱뚱한 사람들의 식단일수록 이런 경향성은 더욱 심해진다. 아침으로는 시리얼, 점심에는 샌드위치, 간식으로는 떡볶이를 먹는다. 중간중간 마시는 커피에도 달콤한 시럽이나 크림을 더해 먹는다. 칼로리는 부족하지 않겠지만 그 밖의 영양소는 거의 섭취하지 못한다.

이런 음식들만 먹어서는 우리 몸을 제대로 유지할 수 없다. 근육과 피부를 재생하지 못해 근육은 줄어들고 피부는 거칠어진다. 호르몬을 만들 재료가 부족해서 대사 기능에도 문제가 생긴다. 그러다 보니 음식을 에너지로 바꾸지 못해 늘 기운이 없고 피곤하다. 남아도는 칼로리는 그대로 지방이 되어 몸속에 쌓일 뿐이다. 그리고 마침내 식욕이 치솟는다. 몸이 영양소가 부족하다는 신호를 보내는 것이다. 그런데도 당신은 계속 칼로리만 열심히 보충할 뿐 부족한 영양소를 채워주지 않는다. 결국 당신의 몸은 필요한 영양소를 달라고 더욱 강력하게 신호를 보낸다. 그럴수록 당신의 식욕은 점점 강렬해진다. 과연 식욕 억제제로 이 상황을 해결할 수 있을까? 단순히 참는 것으로 영양소를 보충할 수는 없다. 쓸데없이 살만 찌는 악순환을 계속할 뿐이다. 지금 당신에게 필요한 것은 충분한 영양소가 들어 있는 음식이다. 탄수화물 위주의 정크푸드가 아니라 신선한 채소와 고기, 생선, 달걀 등 제대로 된 음식을 먹기만 하면 당신의 식욕은 저절로 가라앉을 것이다. 식욕 억제제 같은 건 전혀 먹지 않더라도 말이다.

지금 당신의 몸은 건조주의보!

"물을 충분히 마셔야 건강하다."는 말은 이미 널리 알려진 상식이다. 그 덕분인지 나름대로 물을 잘 챙겨 마신다고 자신하는 사람들이 많다. 그들은 못해도 하루에 1ℓ 이상은 마신다고 말한다. 하지만 실제로 확인해 보면 그 사람들 역시 자신이 생각하는 것만큼 많은 양의 물을 마시지는 않는다. 미국에서 조사한 바에 따르면 미국 여성들이 하루 동안 마시는 물은 평균 600ml에 불과하다고 한다. 현대인들의 상당수가 몸이 늘 건조한 만성 탈수 상태에 있는 것이 현실이다.

사람들은 커피, 차, 주스를 마시면서도 물을 마신다고 착각한다. 그러나 음료와 물은 전혀 다르다. 물의 섭취량을 계산할 때는 음료의 양은 무시해야 한다. 음료 속의 물은 대부분 음료를 처리하는 데 사용되기 때문이다. 심지어 커피를 마시면 몸속의 수분이 오히려 줄어든다. 카페인을 처리하는 데 커피 속에 들어 있는 물로는 모자라기 때문이다. 가장 심각한 것은 술이다. 알코올을 처리하려면 알코올 양의 7배나 되는 물이 필요하다. 그래서 술을 마신 다음 날에는 심한 갈증을 느끼게 된다. 만약 물 대신 음료를 주로 마시고 있다면 당신도 탈수 상태일 가능성이 굉장히 높다.

물이 부족해지면 몸에서는 다양한 증상이 나타난다. 피부가 건조해지거나 변비가 생기는 건 물론이고 피도 걸쭉해진다. 찐득찐득해진 피는 원활하게 흐르지 못한다. 그래서 근육이 쉽게 뭉친다. 목과 어깨의 근육이 항상 뭉쳐서 뻐근하거나 종아리에 쥐가 자주 난다면 탈수 상태가 아닌지 의심해 봐야 한다. 머리로 흐르는 피가 줄어들면 두통도 자주 생긴다. 만약 당신이 항상 두통약을 가지고 다닌다면 먼저 물을 충분히 마셔 보라. 오랫동안 당신을 괴롭혔던 두통이 사라질 수 있으니까 말이다. 또 걸쭉해진 피는 콩팥에서 잘 걸러지지 않는다. 그 결과 몸속에는 배출되지 못한 노폐물들이 쌓여서 간에도 큰 부담을 주게 된다. 이처럼 물 부족은 온몸에 영향을 준다.

탈수 상태는 다이어트에도 악영향을 끼친다. 피가 찐득해지면서 더 많은 인슐린이 나오기 때문이다. 혈액 속의 수분이 줄어들어 혈당이 더 올라간 탓이다. 설탕물을 줄일수록 더 달달한 시럽이 되는 것처럼 말이다. 인슐린이 활동하기 시작하면 지방 배터리는 완전히 작동을 멈춘다. 더 이상 지방이 타지 않는다는 뜻이다. 그때부터는 배도 자주 고프고 피로하며 살도 쉽게 찐다. 실제로 뚱뚱한 사람일수록 탈수 상태일 가능성이 높다. 그러므로 다이어트를 하는 동안에는 음료를 줄이고 물을 충분히 마셔야 한다. 물은 지나친 인슐린의 활동을 정상으로 되돌려 놓는다. 또 노폐물이 잘 배출되도록 도와주기 때문에 간과 콩팥의 부담도 덜어 준다.

앞에서 말했듯이 간에 여유가 생길수록 더 많은 지방을 태울 수 있다. 게다가 물을 마시는 것만으로도 다이어트에 효과가 있다는 주장도 있다. 독일과 캐나다의 연구진들은 사람들에게 물 500ml를 마시게 한 뒤에 대사 작용이 어떻게 변화하는지를 관찰했다. 놀랍게도 물을 마신 지 10분이 지나자 사람들의 대사 속도는 30%나 빨라졌고, 그 효과는 한 시간 이상 지속되었다고 한다! 누구에게나 똑같은 결과가 나온다고 단정할 수는 없겠지만 물을 마시는 습관이 다이어트에 도움이 된다는 것은 분명하다. 지금 다이어트 중이라면 당신도 이제부터 물 마시는 습관을 실천하라.

물 마시기 규칙
- 커피, 차, 주스 같은 음료수 대신 물을 마셔라.
- 갈증이 날 때는 무조건 물을 마셔라.
- 간식 대신 물을 마셔라.
- 하루 권장량(체중 10kg당 물 300ml)의 물을 마시도록 노력하라.

"부기가 너무 안 빠져요"

다이어터 중에는 부기 때문에 고민인 사람들도 많다. 생리 때만 되면 붓는다는 사람부터 1년 내내 부기가 안 빠진다는 사람들까지 있다. 부기 때문에 체중은 하루 사이에도 오르락내리락한다. 심지어 아침과 저녁의 체중이 3kg이나 차이 나는 사람도 있다. 그래서 사람들은 싱겁게 먹으려고 애쓴다. 소금이 부기의 원흉이라고 생각하기 때문이다. 하지만 근본적인 해결책은 되지 못한다. 잠깐 부기가 빠졌나 싶다가도 한 끼만 짜게 먹으면 금세 제자리로 돌아가고 만다.
그렇다면 부기는 어떻게 해결할 수 있을까? 해답은 의외로 간단하다. 나트륨을 적게 먹는 대신 많이 내보내면 된다. 그러려면 나트륨의

친구들이 필요하다. 칼륨, 칼슘, 마그네슘 등 덩치가 비슷비슷한 무기질 친구들 말이다. 본래 콩팥은 몸속으로 들어온 무기질을 필요한 만큼만 남기고 소변으로 배출한다. 이때 무기질 친구들은 단체 행동을 한다. 나트륨이 나갈 때 칼륨, 칼슘, 마그네슘도 함께 나간다. 만약 이들 중에서 누군가 안 나가겠다고 하면 전체가 다 남겠다고 버틴다. 사실 덩치가 고만고만한 것들이라 콩팥은 누가 누구인지 구별하지 못한다. 그래서 어쩔 수 없이 전체를 남긴다. 그렇기 때문에 무기질이 부족한 상태에서는 나트륨이 잘 배출되지 않는다. 많은 경우, 부기의 진짜 원인은 나트륨 과잉이 아니라 무기질 부족에 있다. 그러므로 부기를 빼고 싶다면 부족한 무기질부터 보충해야 한다.

무기질을 보충하는 가장 간단한 방법은 제대로 된 소금을 먹는 것이다. 지금 먹고 있는 정제염이 아니라 진짜 소금 말이다. 원래 소금에는 다양한 무기질이 포함되어 있어야 한다. 하지만 불순물을 제거한 정제염에는 나트륨 밖에 없다. 이런 정제염만 먹다 보니 당연히 무기질이 부족해진다. 우선 집에서 사용하는 소금부터 무기질이 풍부한 소금으로 바꿔 보자. 히말라야 핑크 소금 같은 암염이나 해양 심층수로 만든 소금을 추천한다. 나트륨 과잉이 걱정된다면 트레이스 미네랄 영양제를 먹는 방법도 있다. 물을 많이 마시는 것도 중요하다. 소변이 늘어야 나트륨을 더 빨리 배출할 수 있기 때문이다. 부기를 빼고 싶은가? 질 좋은 소금과 충분한 물, 이 2가지면 충분하다!

제 4 장

따라 하기만 해도
살이 빠지는 3주 플랜

3주 만에
몸을 리셋하자

다이어트를 하는 이유는 뭐니 뭐니 해도 살을 빼기 위해서다. 당신 역시 그런 이유로 이 책을 읽고 있을 것이다. 당신의 인생에서 처음으로 하는 다이어트인지, 또는 이미 여러 번 다이어트에 실패했는지는 중요하지 않다. 왜냐하면 당신이 이번에 정말 제대로 된 다이어트를 골랐기 때문이다. 호르몬 다이어트는 그 어떤 다이어트보다 살이 더 잘 빠지는 방법이다. 원칙을 지키기만 하면 누구나 살이 빠진다. 당신 역시 예외는 아니다. 원칙을 잘 따라 하다 보면 어느새 당신이 원하던 체중이 되어 있을 것이다. 지금까지 당신이 다른 다이어트에 여러 번 실패했더라도 말이다.

그뿐만이 아니다. 호르몬 다이어트는 당신의 몸을 새롭게 리셋해 줄 것이다. 그동안 당신을 쉽게 살찌도록 만든 문제점들을 모두 제거해 준다는 말이다. 그렇게 되면 당신은 살이 잘 찌지 않는 건강하고 균형 잡힌 몸으로 새롭게 태어날 것이다. 갑상선의 기능이 되살아나면서 몸이 따뜻해지고 활력이 생긴다. 고지혈증이었거나 당뇨병이었다면 혈액 검사 수치가 정상 수준으로 되돌아오게 된다. 살이 빠지고 스트레스가 줄면서 고혈압도 좋아진다. 호르몬에 대한 몸의 민감도가 회복되어 참을 수 없었던 식욕도 가라앉는다. 이 밖에도 수많은 변화를 스스로 느낄 수 있다. 말 그대로 젊어졌다는 느낌을 실감하게 될 것이다.

호르몬 다이어트는 3주 동안 진행된다. 처음 1주일은 본래 먹고 있는 식단에서 건강한 식단으로 바꿔 가는 시간이다. 이때는 약간의 탄수화물을 먹을 수 있다. 하지만 이 정도의 변화로도 당신은 몸의 변화를 충분히 느낄 수 있다. 부기가 빠지면서 몸이 가벼워지기 때문이다. 1주일 뒤, 몸이 변화될 준비를 마쳤다면 본격적인 2주간의 다이어트를 시작한다. 이 기간 동안에는 식단에 더욱 신경 써야 한다. 당신의 몸을 리셋하고 살을 더 빨리 빼고 싶다면 말이다. 물론 가끔은 원칙대로 하지 못하는 날이 생길 수 있다. 그러나 실망할 필요는 없다. 다이어트는 마라톤처럼 긴 시간 동안 해 나가야 하는 일이다. 목표를 향해 나아가기만 한다면 중간에 잠깐씩 헤매는 건 아무런 문제가 되지 않는다. 어쨌든 당신은 반드시 목적지에 도달할 것이기 때문이다. 정해진 기간 동안 최대한 원칙을 지키려고 애쓰는 것으로 충분하다. 중간에 포기하지 않는다면 당신은 반드시 성공할 것이다.

  3주간의 기본 프로그램이 끝나면 그 이후는 당신의 선택에 달려 있다. 살을 더 빼고 싶다면 다이어트 식단을 계속 실천하면 된다. 호르몬 다이어트는 평생 동안 해도 아무런 문제가 없다. 오히려 당신을 더욱 건강하고 활기차게 만들어 줄 것이다. 목표한 체중에 도달한 사람이라면 처음 1주일간의 준비 기간처럼 식사를 하면 된다. 그러면 변함없이 지금의 체중을 유지할 수 있다. 한동안 과식을 해서 체중이 좀 늘어나도 걱정할 필요가 없다. 1주일만 다시 다이어트 식단을 실천하면 금세 본래 체중으로 돌아갈 것이다.

호르몬 다이어트를 마치고 나면 당신은……

- 지방 위주로 살이 빠진다.
- 참을 수 없었던 식욕이 사라진다.
- 오후만 되면 힘들고 피곤했던 느낌이 사라진다.
- 음식 중독이 개선된다.
- 고혈압이 좋아진다.
- 염증이 줄어든다(CRP 수치가 떨어진다).
- 소화가 잘 된다.
- 통증이 줄어든다.
- 부기가 사라진다.
- 허리가 날씬해진다.
- 활력이 넘친다.
- 혈당이 내려간다.
- 고지혈증이 사라진다.
- 잠을 잘 잔다.
- 집중력이 좋아진다.
- 몸이 따뜻해진다.

무엇을, 언제,
        얼마나 먹을 것인가

우리 몸은 음식에 굉장히 민감하게 반응한다. 먹는 음식의 종류뿐만 아니라 언제, 얼마나 먹는지에 따라서도 각각 다르게 반응한다. 그렇기 때문에 다이어트에 성공하려면 이런 부분들까지도 신경 써야 한다. 그래야 다이어트에 성공할 가능성이 높아진다.

당신이 이런 음식을 먹는다면……

1. 탄수화물 위주의 식사
- 혈당이 오르고 비만 호르몬인 인슐린의 분비량이 늘어난다.
- 식욕이 잘 조절되지 않는다.

- 식탐이 늘어난다.
- 인슐린 저항성이 생겨 인슐린의 분비량이 더욱 늘어나고, 결과적으로 살이 더 많이 찐다.
- 당뇨병, 고혈압, 암에 걸릴 가능성이 올라간다.

2. 밀가루, 설탕, 트랜스 지방, 식물성 기름 등 염증을 악화시키는 식품
- 혈당이 증가하고 인슐린의 분비량이 늘어난다.
- 염증이 늘어난다.
- 참을 수 없는 식욕이 생긴다.

3. 항생제, 성장 호르몬, 스테로이드 등이 들어 있는 육류와 축산품
- 여성 호르몬인 에스트로겐이 늘어난다.
- 엉덩이와 허벅지에 살이 찌는 하체 비만이 된다.

4. 액상 과당이 많은 음료수, 주스
- 식욕을 참을 수 없게 되어 과식할 가능성이 커진다.
- 혈당이 올라가고 인슐린의 분비량이 늘어난다.

5. 무(無)지방, 제로 칼로리(인공 감미료)라고 적힌 제품
- 오히려 식욕과 식탐이 늘어난다.

- 혈당이 올라가고 인슐린의 분비량이 늘어난다.
- 과식을 자주 하게 되고 살이 찐다.

6. 과음(알코올 과다)
- 인슐린의 분비량이 늘어난다.
- 남성 호르몬(테스토스테론)이 줄어든다.
- 나쁜 에스트로겐이 늘어난다.
- 테스토스테론 감소, 에스트로겐 과잉으로 근육은 줄어들고 지방이 늘어난다.

당신이 이렇게 먹는다면……

1. 과식을 자주 한다면
- 혈당이 오르고 인슐린의 분비량이 늘어난다.
- 스트레스 호르몬인 코르티솔의 분비량이 늘어난다.
- 식욕이 늘어나서 과식을 자주 하게 된다.
- 인슐린 저항성이 생겨 살이 쉽게 찐다.
- 코르티솔 때문에 팔다리는 가늘어지고 배는 더 많이 나온다.

2. 식사를 자주 거른다면
- 코르티솔의 분비량이 증가한다.

- 체온 업 호르몬인 갑상선 호르몬이 줄어들어 대사 속도가 느려진다.
- 식탐이 강해지고 과식하는 경향이 생긴다.
- 참을 수 없는 식욕과 대사 속도의 저하로 살이 쉽게 찐다.

3. 밤늦게 자주 먹는다면
- 활동이 적어서 혈당이 쉽게 오르기 때문에 인슐린의 분비량이 늘어난다.
- 멜라토닌(수면 리듬을 조절하는 호르몬)이 줄어든다.
- 성장 호르몬의 분비량이 감소한다.
- 잠을 잘 못 자고 식욕이 증가해서 다음 날에 코르티솔 분비량이 늘어난다.
- 성장 호르몬 부족과 인슐린, 코르티솔 과잉으로 쉽게 살이 찐다.

4. 칼로리를 제한하는 식사를 한다면
- 코르티솔의 분비량이 증가한다.
- 갑상선 호르몬이 감소하여 대사 속도가 느려진다.
- 식욕이 늘어 과식하고, 대사 속도가 느려진 상태라 쉽게 살이 찐다.

5. 음식으로 스트레스를 풀고 있다면

- 인슐린의 분비량이 증가한다.
- 코르티솔의 분비량이 증가한다.
- 식욕과 식탐이 늘어난다.
- 과식, 인슐린 저항성 등으로 체중이 늘어난다.

한 끼 식사는
이렇게 정하라

 호르몬 다이어트의 식단을 구성하는 기본 원칙은 2가지다. 첫째는 탄수화물 대신 단백질과 지방을 주식으로 한다는 것이고, 둘째는 단백질과 지방을 적절히 섞어야 한다는 것이다. 이 2가지 원칙만 지킨다면 식재료가 무엇이건 간에 훌륭한 다이어트 식단이 될 수 있다. 그러므로 한 끼 식사를 구성할 때는 단백질과 지방에 초점을 맞추고 그 비율을 잘 배분하는 데 신경 써야 한다.
 지금 당신 앞에 접시가 하나 있다고 상상해 보자. 이제부터 접시 위에 한 끼 식사로 먹을 음식들을 한번 담아 보겠다. 가장 처음 당신이 올려놓아야 할 음식은 단백질이다. 단백질의 양이 다른 음식들의 양을 정하는 기준이기 때문이다. 단백질과 다른 음식들이 적절한 비율을 유지해야 한다. 당신에게 맞는 양의 단백질은 접시의 3분의 1을 채울 것이다. 고기, 생선, 달걀 등 단백질로 이루어진 식품이 접시에서 그만큼의 넓이를 차지한다고 생각하면 된다. 접시의 나머지 3분의 2에는 당분이 적게 들어 있는 채소를 담는다. 브로콜리, 양배추, 토마토, 상추 등 다양한 채소를 섞어서 담아 보자. 채소는 너무 수북하게 쌓으면 안 되고 적당히 펴서 담아야 한다. 과일을 너무 좋아한다면 아침 식사 때만 정해진 양을 먹을 수 있다. 하지만 말린 과일은 절대 금지다.

　이제 가장 중요한 식품이 남았다. 마지막으로 여기에 지방을 더해 보자. MCT 오일이나 코코넛 오일 등 지방을 태우는 데 도움이 되는 지방을 적당히 뿌려 준다. 다이어트를 처음 시작하는 사람이라면 5ml(찻숟가락으로 1숟갈)가 적당하고 점점 양을 늘려서 10~15ml(밥숟가락으로 1~2숟갈)까지 먹으면 더욱 좋다. 더하여 올리브오일로 만든 샐러드드레싱을 뿌리거나 고기나 채소를 기 버터에 볶아 먹으면 더욱 좋다. 지방을 충분히 먹을수록 배가 덜 고프고 활력이 나기 때문에 다이어트가 더 순조롭게 진행된다. 배고픔이 줄어들면서 당신의 접시 크기도 그만큼 줄어들기 때문이다. 그렇다고 억지로 식사량을 줄여 나가라는 것은 아니다. 지방을 충분히 먹으면 자연스럽게 그런 변화가 생긴다는 말이다. 지방을 잘 태우는 몸으로 바뀔수록 다른 음식은 덜 먹게 되는 것이 보통이다. 이런 방식으로 식단을 구성하는 데 있어 무엇보다도 비율이 가장 중요하다. 접시의 크기는 당신이 필요한 만큼의 크기로 바꿀 수 있다. 활동이 많은 날이라면 더 큰 접시를, 그 반대라면 더 작은 접시를 쓰면 된다. 일단 먹어 보고 나서 양이 적다 싶으면 언제라도 접시의 크기는 바꿀 수 있다. 당신이 잊지 말아야 할 것은 적당한 비율을 지켜야 한다는 사실이다. 비율이 다이어트의 성패를 결정한다.

"왜 단백질을 주식으로 하나요?"

언뜻 생각하면 고기나 생선 요리는 잘 차려진 식사 느낌이라 다이어트에 방해가 될 것만 같다. 하지만 실제로는 단백질 위주로 먹을수록 살이 더 잘 빠진다. 그 이유는 이렇다.

❶ 단백질은 소화 과정에서 손실이 많이 생긴다.
음식을 소화할 때도 칼로리가 소모된다. 일종의 손실분인 셈이다. 놀라운 사실은 이렇게 손실되는 칼로리가 하루 대사량의 5~15%나 된다는 점이다. 손실분이 큰 음식일수록 당연히 다이어트에 도움이

된다. 이런 손실분이 가장 큰 영양소가 바로 단백질이다. 단백질을 소화하는 과정에서 사라지는 칼로리는 탄수화물의 2배, 지방의 3배나 된다. 그래서 같은 칼로리라도 단백질을 먹었을 때가 살이 덜 찐다.

❷ 단백질은 호르몬의 재료로 사용된다.

성장 호르몬, 갑상선 호르몬 등 다이어트에 직접 관계되는 호르몬은 물론이고 세로토닌, 도파민 등의 재료로도 쓰인다. 세로토닌, 도파민이 부족하면 기분이 우울해져서 자꾸 뭔가 먹고 싶어진다. 스트레스 때문에 식욕을 참기 힘든 사람이라면 이런 호르몬들이 부족할 가능성이 많다. 그때는 단백질을 먹어서 호르몬의 재료를 충분히 보충해 줄 필요가 있다.

❸ 단백질은 인슐린의 활동을 억제한다.

단백질을 먹었을 때 분비되는 글루카곤이 인슐린의 분비를 억제한다. 인슐린의 분비량이 줄어들면 배고픔도 함께 줄어든다. 그래서 고기를 먹었을 때 배가 든든한 느낌이 오래가는 것이다. 포만감이 들고 배가 자주 고프지 않을수록 다이어트에 성공할 가능성도 커진다.

당신의 손이
저울이다!

 먹어야 할 음식의 양은 어떻게 정해야 할까? 식사 때마다 칼로리를 계산해야 한다면 너무 성가신 일이 아닐 수 없다. 그러나 호르몬 다이어트에서는 그런 번거로운 일을 전혀 할 필요가 없다. 당신의 손과 눈만 있으면 간단하게 음식량을 정할 수 있기 때문이다.
 먼저 단백질의 양부터 정해 보자. 한 끼로 적당한 단백질의 양은 당신의 손바닥 정도의 부피다. 손의 넓이와 두께를 생각했을 때, 여자라면 대충 100~150g, 남자라면 150~200g 정도가 될 것이다. 약간 작은 크기의 스테이크 한 장 정도인 셈이다. 덩치가 큰 사람이라면 손바닥이 넓고 손이 두툼할 테니 자연스럽게 더 많은 양을 먹을 수 있다. 불고기처럼 얇게 썬

고기라면 몇 장을 겹쳐서 비슷한 부피로 정한다. 삼겹살처럼 지방이 많고 단백질이 적은 부위라면 양을 좀 더 늘려도 괜찮다.

달걀이나 메추리알은 한 손으로 집을 수 있는 개수만큼 먹을 수 있다. 일반적으로 여성이라면 달걀 2~3개, 남성이라면 3~5개다. 물론 배가 고프다면 여성이라도 한번에 5개를 집는 기적을 보여 준다! 그만큼 절박하다면 당연히 5개를 먹어도 상관없다. 만약 달걀흰자만 먹는다면 달걀 2분의 1개로 계산한다.

단백질은 한 끼 식사 접시에서 3분의 1만큼의 넓이를 차지하는 것이 보통이다. 그러나 그만큼만 먹어서는 배고픔이 해결되지 않는 사람이라면 양을 조금 더 늘려도 된다. 배고픔을 느끼지 않아야 다이어트가 순조롭게 진행되기 때문이다. 그러나 한 끼에 먹을 수 있는 최대량은 두 손바닥만큼이다. 아무리 배가 고파도 그 이상 먹으면 곤란하다. 만약 배고픔이 계속된다면 무기질이나 수분이 부족하지 않은지도 체크해 보는 것이 좋다.

채소는 상추, 양배추 등 당분이 적은 잎채소를 위주로 먹어야 한다. 당근, 양파와 같은 뿌리채소는 곁들여서 먹는 정도가 적당하다. 당분이 적다고는 해도 잎채소를 너무 많이 먹는 것은 곤란하다. 아무리 적어도 채소 역시 탄수화물이기 때문이다. 채소의 기본량은 큰 달걀 하나를 쥐고 있는 주먹 크기를 기준으로 한다. 단백질과 채소로만 식사를 한다면 한 끼에 두 주먹만큼의 채소를 먹을 수 있다. 만약 과일을 함께 먹는다면 주먹 하나 정도의 양이 알맞다.

과일은 당분이 많으므로 되도록 먹지 않는 것이 좋다. 그러나 과일을 너무 좋아한다면 아침 식사에만 디저트로 먹을 수 있다. 과일의 기본량은 자신의 주먹만 한 사과 3분의 1개 정도다. 블루베리, 포도, 딸기 등 크기가 작은 과일이라면 손을 오므렸을 때 그 속에 담기는 정도의 양이 적당하다. 하지만 과일을 식사 때마다 먹을 수는 없다. 너무 먹고 싶은 날이 아니라면 하루 한 번, 아침 식사 때 먹는 것을 권한다. 한 끼 식사 접시에서 채소와 과일은 접시의 3분의 2 정도의 넓이를 차지한다.

지방은 매 끼니마다 5~15ml씩 먹는 걸 권한다. 다이어트 초기에는 한 끼에 5ml로 시작하고 1주일이 지나면 조금씩 양을 늘려 보는 것이 좋다. 만약 자신의 소화력에 비해 지방을 너무 많이 먹으면 배가 아프거나 설사를 하기 쉽다. 그때는 양을 조금 줄였다가 천천히 양을 늘려 나가야 한다. 마카다미아, 헤이즐넛 같은 견과류나 올리브를 먹을 때는 주먹을 쥐었을 때 보이지 않을 정도의 양이 적당하다. 아보카도는 한 끼에 2분의 1개까지 먹을 수 있다.

하루 식단

호르몬 다이어트의 핵심은 원칙에 맞는 음식으로 식사를 하는 데 있다. 한 끼 식사를 구성하는 원칙을 잘 이해했다면 이제부터 하루 식단은 어떻게 되는지 자세하게 알아보자.

먹지 말아야 하는 음식	곡물, 콩, 감자, 고구마, 옥수수, 설탕, 우유, 치즈, 요구르트, 음료수
먹으면 좋은 음식	육류, 생선, 해산물, 달걀, 신선한 잎채소, MCT 오일, 기 버터
양을 조절해야 하는 음식	과일, 커피, 술

아침

 아침에는 다들 바쁘고 정신이 없기 때문에 누구나 간편한 식사를 선호한다. 그런 면에서 가장 추천하는 메뉴는 '국 한 그릇 식사'다. 미역국, 소고기 뭇국, 북엇국, 맑은장국, 사골 국물 등에 삶은 달걀 2~3개만 더해 주면 훌륭한 아침 식사가 된다. 바쁜 사람이라면 전날 저녁에 미리 준비해 두었다가 아침에 데우기만 하면 간단하게 밥상을 차릴 수 있다. 한 번에 많이 만들어 두고 2~3일 동안 아침 식사로 활용해도 좋다. 그러면 시간도 절약되고 편리할 뿐만 아니라 계절에 맞는 다양한 식단으로 먹을 수 있는 장점까지 있다. 게다가 의외로 든든해서 오전 내내 배가 고픈 느낌이 별로 들지 않는다. 가끔은 어묵탕이나 만둣국을 끓여 먹어도 된다. 밀가루가 들어가기는 하지만 어쩌다 한 번 적당량을 먹는 정도는 괜찮다. 국에는 MCT 오일을 5~10ml 정도 넣어 먹는 걸 적극 추천한다.

 만약 국물을 싫어하는 사람이라면 달걀 프라이나 구운 베이컨을 먹거나 닭 가슴살 캔, 참치 캔 등을 활용한 샐러드도 괜찮다. 닭 가슴살을 구워 먹거나 비엔나소시지와 버섯, 양파 등을 함께 볶아서 먹을 수도 있다. 굽거나 볶는 요리를 할 때는 식용유로 기 버터나 코코넛 오일을 추천한다. 둘 다 몸에 좋은 지방이 많이 들어 있으므로 안심하고 먹을 수 있다.

아침 식사에는 디저트로 과일을 먹을 수 있다. 하지만 당분이 많으므로 적당한 양만 먹어야 한다. 기준량을 지키면서 제철 과일을 디저트로 활용해 보자.

점심

가장 좋은 점심 메뉴는 도시락이다. 원칙에 맞는 음식을 먹을 수 있기 때문이다. 그러나 현실적으로 그렇게 하기 힘든 경우가 많다. 대부분은 구내식당에서 먹거나 외부 식당에서 사 먹을 수밖에 없다. 그런데 사 먹는 음식들은 재료가 좋지 않다거나 조미료가 많이 들어 있기 마련이다. 게다가 정식이나 면 요리 등 다이어트에 방해가 되는 음식들이 대부분이라는 점도 문제가 된다.

원칙을 지킬 수 있는 가장 좋은 방법은 뷔페나 샐러드 바가 있는 식당을 이용하는 것이다. 다이어트에 도움이 되는 좋은 음식을 골라 먹으면 밖에서 사 먹더라도 아무런 문제가 없다. 그러나 이런 식당이 주변에 없거나 가격이 너무 비싸다면 다른 방법을 찾아봐야 한다. 먹어도 괜찮은 음식들로 만들어진 메뉴를 잘 골라야 하는 것이다. 그때는 샤브샤브, 삼계탕, 보쌈 정식처럼 밥이나 면을 빼고 단백질을 위주로 먹을 수 있는 메뉴를 골라야 한다. 생선구이나 달걀찜이 나오는 정식 메뉴를 주문해서 밥을 빼고 생선, 달걀찜, 나물 반찬을 같이 먹는 것도 괜찮은 아이디어다. 이런저런 생각을 하기 귀찮다면 점심을 최대한 간단하게 해결하는 것도 한 방법이다. 구운 닭 가슴살 한 조각이나 삶은 달걀 몇 개와 함께 커피를 마시면 적당한 한 끼가 된다. 커피에 MCT 오일을 5ml 정도 넣어서 먹으면 맛도 좋고 살도 더 잘 빠진다. 가까운 베이커리에서 닭 가슴살 샐러드를 사 먹을 수도 있다. 이때 질 좋은 올리브 오일을 듬뿍 넣어 직접 만든 샐러드드레싱을 더해 주면 평범한 샐러드가 아주 훌륭한 다이어트 음식으로 변한다.

간식

다이어트 중에는 되도록 간식을 먹지 않아야 한다. 처음엔 조금만 먹겠다고 생각하지만 의외로 많은 양을 먹게 될 가능성이 크다. 매일 간식이 생각날 정도라면 차라리 식사량을 더 늘리는 것이 맞다. 배고픈 느낌이 없어야 살도 더 잘 빠지기 때문이다. 그러므로 식사량을 잘 조절해서 배고픔이 없도록 만드는 것이 중요하다.

출출한 느낌이 들어도 정말 음식이 필요한 상황은 아닐 때가 많다. 실제로는 갈증인 경우가 대부분이다. 우리 몸은 갈증과 배고픔을 구별하지 못한다. 그렇다면 정말 배가 고픈지 어떻게 알 수 있을까? 방법은 간단하다. 당신 눈앞에 브로콜리가 있다고 상상해 보라. 당장 그 브로콜리를 집어 먹을 것 같다면 당신은 정말 간식을 먹어야 한다. 하지만 브로콜리 말고 다른 걸 먹고 싶다는 생각이 든다면 물을 큰 컵으로 한 잔 마시면 된다. 당신은 그저 목이 마를 뿐이다.

저녁

일과를 마무리한 저녁에는 마음의 여유가 생긴다. 그러다 보니 아무래도 좀 더 잘 먹고 싶은 생각이 든다. 맛있는 음식을 먹으며 하루 동안 쌓였던 피로와 스트레스를 풀고 싶어지는 것이다. 그러므로 저녁에는 풍성한 식사를 하는 게 좋다. 고기를 구워서 쌈을 싸 먹어도 되고 삶아서 수육을 만들어 먹어도 좋다. 생선구이나 조림도 괜찮다.

저녁에는 회식이나 외식을 할 일도 자주 생긴다. 의외로 이런 경우는 오히려 다이어트하기 편할 때가 많다. 고깃집이나 횟집을 가는 경우가 많기 때문이다. 만약 메뉴가 정해지지 않았다면 적극적으로 당신의 의견을 말하라. 당신은 그저 맛집을 알아 뒀다고 말하면서 자연스럽게 식당을 추천하면 된다. 양식을 먹으러 가게 된다면 스테이크 메뉴 중에서 고르면 대개는 훌륭한 선택이다. 장어나 곱창, 꼬치구이 등 술안주도 다양하게 고를 수 있다. 치킨집에 가면 튀기지 않고 오븐에 구운 닭 요리를 고르면 된다. 주재료가 고기나 생선, 해산물 등 단백질인 요리라면 대부분은 괜찮다. 다만 갈비찜, 불고기, 제육볶음, 찜닭, 닭발 등 양념을 넣어 조리한 요리들은 피해야 한다. 스테이크도 소스는 걷어 내고 먹는 게 좋다. 장어구이나 꼬치구이는 소금구이를 주문한다. 이런 부분만 잘 신경 쓰면 그날그날 분위기에 맞게 다양한 요리를 즐길 수 있다.

수프 데이(Soup Day)

지방을 분해하려면 간의 상태가 좋아야 한다. 그러면 지방 분해도 더 잘 될 뿐만 아니라 디톡스도 활발해져서 피부가 맑아지고 깨끗해진다. 간의 상태를 좋게 만들려면 간에 적당한 휴식을 줄 필요가 있다. 그래서 2주 차부터는 수프 데이를 실천하는 것이 좋다. 1주일에 2일은 음식을 가볍게 먹어서 간에 휴식을 주는 방식이다. 수프 데이는 연달아서 하기보다는 며칠 간격을 두는 것이 원칙이다.

수프 데이 동안에는 식사 때마다 다른 음식 없이 국 한 그릇만 먹는다. 국의 종류는 평소와 같아도 상관없지만 건더기를 절반 정도로 줄인 국을 먹는다. 건더기가 적어야 간의 부

	식단의 구성 원칙			수프 데이
	단백질, 지방	채소, 해조류	탄수화물	
아침	육류, 생선, 달걀 또는 국 한 그릇 + MCT 오일	잎채소, 해조류	과일 약간 (기본량)	국 한 그릇 (건더기 소량) + MCT 오일
점심	육류, 생선, 달걀	잎채소, 해조류 (기본량×2)	*첫째 주만 가능	커피, 차, 물 + MCT 오일
간식	커피, 차, 물 + MCT 오일(선택), 견과류 약간 * 첫째 주에는 약간의 과일을 먹을 수 있다.			
저녁	육류, 생선, 달걀 + MCT 오일	잎채소, 해조류 (기본량×2)	*첫째 주만 가능 (점심때 먹지 않은 경우)	국 한 그릇 (건더기 소량) + MCT 오일
참고	• 아침에는 디저트로 과일을 먹기 때문에 채소와 해조류를 기본량만 먹는다. • 육류와 생선, 달걀의 조리 방법은 볶기, 삶기, 생식 등 다양하게 활용할 수 있다. 하지만 달달한 소스에 버무리는 방식은 안 된다. • 술은 되도록 먹지 않는 것이 좋다. 꼭 먹어야 하는 경우라면 위스키, 소주 등 당분이 적은 술을 소량만 먹는다.			• 낮 시간 동안 배가 고프다면 국을 한 번 더 먹어도 괜찮다. • 저녁 7시 이후에 절반 정도의 양으로 식사를 할 수 있다.

담이 줄어들기 때문이다. 국에는 MCT 오일이나 코코넛 오일을 넣어서 먹어야 한다. 보통은 아침과 저녁에 국을 한 그릇씩 먹고 낮 시간에는 커피에 MCT 오일을 타서 마신다. 오후에 배고픈 느낌이 들면 MCT 오일을 넣은 커피를 한두 잔 더 마시거나 국을 한 번 더 먹어도 괜찮다. 일단 저녁 7시까지는 국과 커피, 차, 물만 먹어야 한다. 7시가 되면 당신의 수프 데이는 성공적으로 끝이 난다. 충분한 휴식을 한 당신의 간은 다음 날 더욱 활발하게 지방을 태울 것이다. 저녁 7시를 지나 수프 데이를 마치고 난 뒤에도 배가 고프다는 사람은 별로 없다. 몸에서 지방을 분해하고 있기 때문이다. 그런데 만약 배고픔을 느낀다면 그때 가볍게 한 끼를 먹어도 된다. 양은 평소의 절반 정도가 적당하다. 음식을 많이 먹으면 잠이 잘 오지 않을 수 있으므로 과식하지 않도록 주의하자.

3주간의 다이어트,
그리고 그 후

 호르몬 다이어트는 밥, 빵, 면 등 탄수화물을 최대한 줄이고 단백질과 지방 위주로 먹는 다이어트다. 그래서 처음에는 부담을 느낄 수 있다. 그동안 먹어 왔던 주식을 바꾸는 일이기 때문이다. 과연 제대로 할 수 있을까 걱정부터 하는 사람도 있다. 하지만 1주일만 실천하고 나면 상황이 완전히 달라진다. 몸의 변화를 당신 스스로 실감하고 나면 괜한 걱정이었다는 걸 깨닫게 된다. 오히려 실천하기를 잘했다는 생각이 들 것이다.
 처음부터 식단의 원칙을 지키는 것이 가장 효과가 빠르다. 그런데 당분을 갑자기 끊으면 이런저런 불편한 반응이 나올 수 있다. 감기에 걸린 것 같은 느낌이라는 사람도 있고 피부

		식사	운동	변화
다이어트 기간	1주	• 세 끼 식사 (또는 두 끼 식사) • 하루 한 번 탄수화물을 먹을 수 있는 준비 기간	• 2일에 한 번, 하루 10분 정도의 근력 운동	• 부기가 빠진다. • 피로감이 줄어든다.
	2~3주	• 본격적인 다이어트 기간 • 탄수화물 금지 (밥, 빵, 면 ×) • 1주일에 2일은 수프 데이 (수프 데이는 월, 목 또는 화, 금처럼 간격을 두고 실천한다.)		• 지방이 타면서 몸 사이즈가 줄어든다. • 얼굴이 깨끗해진다. • 통증이 사라진다. • 활력이 생긴다.
다이어트 종료 후		• 그동안 먹지 않았던 식품을 식단에 하나씩 추가한다.	• 좋아하는 운동을 선택해서 한다.	• 가볍고 활력이 넘치는 생활을 지속할 수 있다.

가 가렵다는 사람도 있다. 이런 증상들은 대개 몸의 변화가 어느 정도 진행되면 저절로 사라진다. 물론 모든 사람에게 이런 반응이 나타나는 것은 아니다. 그러나 좀 더 편안한 다이어트를 위해 첫째 주에는 탄수화물을 조금씩 먹으면서 다이어트를 진행한다. 준비 기간에는 점심이나 저녁 중에서 한 끼

를 선택해서 밥을 조금 먹는다. 양은 밥 3분의 2공기가 적당하다. 같은 기준으로 빵이나 면도 3분의 2인분 정도의 양을 먹을 수 있다. 그러나 빵과 면보다는 밥이 차라리 낫다. 빵과 면의 글루텐이 염증을 악화시켜 다이어트를 방해하기 때문이다. 과일을 좋아한다면 밥 대신 점심이나 저녁에도 디저트로 과일을 먹을 수 있다. 물론 양은 정해진 기본량만큼만 먹어야 한다. 얼른 살을 빼고 싶은 사람이라면 준비 기간을 2~3일만 하고 곧바로 본격적인 다이어트 식단으로 넘어가도 된다.

둘째 주부터는 본격적인 다이어트가 시작된다. 첫 1주일 동안 주로 부기가 빠졌다면 이제부터는 지방이 활발하게 타기 시작하는 시기다. 몸이 가뿐하다는 느낌이 들고 잠을 더 잘 자게 되면서 피로감도 줄어든다. 활력이 생겨서 몸이 점점 좋아지고 있다는 느낌도 들 것이다. 평소에 소화가 잘 안 되던 사람이나 몸에 염증이나 통증이 있던 사람은 불편한 증상들이 줄어드는 걸 실감하게 된다. 에너지가 생기고 대사 과정이 활발해지면서 몸이 스스로 회복하는 것이다. 이 시기부터는 탄수화물을 최대한 먹지 말아야 한다. 그래야 지방을 더 잘 태울 수 있다. 아침에 먹는 약간의 과일과 잎채소 외에는 탄수화물을 아예 먹지 않겠다고 마음을 먹어야 한다. 물론 너무 먹고 싶을 때 어쩌다 한 번 김밥이나 초밥 서너 개 먹는 정도는 가능하다. 그러나 너무 많이 먹으면 그동안 가벼웠던 몸이 다시 무겁고 피곤해지므로 양 조절에 신경 써야 한다. 1주일에 2일은 국물 위주로 먹는 수프 데이를 실천한다. 수프 데이는 당신의 간에 활력을 주어 디톡스와 지방 분해를 더욱 빠르게 만들어 준다. 거기에 과도한 식욕이나 식탐을 줄여 주는 효과까지 있다.

마지막 주가 되면 드디어 주변 사람들이 당신의 변화에 대해 말하기 시작한다. 옷을 입고 있어도 살이 빠졌다는 걸 알아보는 사람이 늘어난다. 피부 톤이 맑아져서 젊어졌다는 얘기도 자주 듣는다. 잠을 잘 자면서 항상 활력이 넘치기 때문에 건강해졌다는 소리도 많이 듣게 된다. 당신 스스로도 많은 변화를 느낄 수 있다. 힘이 나는 건 물론이고 머리가 맑아져서 공부나 일에 더 잘 집중할 수 있게 된다. 타이트했던 바지가 헐렁해진 느낌도 든다. 이제는 정말 살이 많이 빠졌구나 하는 느낌을 실감하게 된다. 그동안 옷장 속에 고이 모셔 두었던 예쁜 옷을 입게 될 날이 가까워진 것이다.

당신의 입맛에도 큰 변화가 생긴다. 처음에는 무슨 맛인지 모르겠던 채소들에서 다양한 맛이 느껴진다. 식단이 너무 단조롭다는 생각이 사라지고 다양한 채소들을 바꿔 가면서 먹는 재미를 느낀다. 반대로 식당에서 파는 양념이 강한 음식들이 그다지 먹고 싶지 않게 된다. 그런 음식들을 먹지 않더라도 당신은 깊은 만족감을 느끼며 1주일을 보낼 수 있을 것이다. 이렇게 마지막 1주일을 보내면 마침내 당신은 호르몬 다이어트를 성공적으로 끝마치게 된다. 이제 당신에게는 날씬해진 몸에 맞는 옷을 입고 사람들에게 자신이 이룬 성과를 자랑하는 일만 남았다.

3주 플랜을 마친 뒤의 과정은 당신의 선택에 따라 달라진다. 살을 더 빼고 싶다면 원하는 체중이 될 때까지 몇 주간 더 식단을 유지하면서 다이어트를 계속한다. 호르몬 다이어트의 식단은 평생 동안 실천해도 되는 건강한 식단이다. 그러므로 한두 달 더 다이어트를 한다고 해도 건강에는 아무런 문제가 없다. 다이어트를 할 목적이 아니라면 수프 데이는 지키지 않아도 된다. 그리고 아침 식사도 좀 더 풍성하게 먹을 수 있다.

당신이 원하는 체중이 되었다면 그때부터는 당신의 식단에 더 맛있는 음식들을 추가할 수 있다. 음식을 추가할 때는 한 번에 여러 종류의 음식을 추가하면 안 된다. 매일 한 종류씩 추가하면서 그 음식이 내 몸에 맞는지 확인할 필요가 있기 때문이다. 처음에는 콩과 두부를 추가해 본다. 두유는 당분이 많으므로 먹을 수 없다. 2일 정도 관찰해 봐서 괜찮다면 그 다음에는 치즈나 무가당 요구르트 등 유제품을 식단에 추가한다. 이런 식으로 몸에 부담을 주지 않는다면 먹는 음식의 종류를 하나씩 늘려 나간다. 곡물은 글루텐이 없는 쌀부터 먹어 보고 그 이후에 밀, 보리, 귀리 같은 글루텐이 있는 곡물도

시험해 본다. 그러나 체중을 잘 유지하려면 곡물은 할 수 있는 한 점심에만 먹고 아침과 저녁에는 먹지 않는 것이 좋다.

자주 묻는 질문

얼마나 빠지나요?

호르몬 다이어트의 원칙을 성실하게 지킨다면 3주 동안 체중의 약 8%를 감량할 수 있다. 60kg인 사람은 5kg, 70kg인 사람이라면 6kg 정도가 빠진다. 그러나 추위를 많이 타거나 오랫동안 굶는 다이어트를 한 사람이라면 이보다 좀 더 적게 빠진다. 몸이 다시 따뜻해지고 대사 작용이 활발해지는 데 시간이 걸리기 때문이다. 다이어트 약을 장기간 복용한 경우에도 그럴 수 있다. 그렇다고 실망할 필요는 없다. 시간이 조금 더 걸릴 뿐 살은 반드시 빠진다.

요요는 없나요?

수분만 빠지는 다이어트일수록 요요가 잘 생긴다. 쉽게 빠지는 만큼 다시 쉽게 제자리로 돌아간다. 그러나 호르몬 다이어트는 지방을 태우는 다이어트다. 그래서 지방이 빠진 만큼 금세 체중이 되돌아가는 일은 없다. 당신이 먹는 음식에 따라 차이는 있겠지만 살이 급격하게 다시 찌지는 않는다. 다만 계속해서 탄수화물을 많이 먹는다면 다시 살이 찌는 걸 피할 수 없다.

LCHF와 같은 다이어트 아닌가요?

LCHF든 호르몬 다이어트든 모두 케토제닉 다이어트의 일종이다. 그래서 비슷해 보인다. 하지만 분명한 차이점이 있다. 호르몬 다이어트에서는 어떤 지방이라도 좋다고 말하지 않는다. 지방 중에도 몸에 좋은 지방이 있고 그렇지 않은 지방이 있다. 버터나 삼겹살이라고 해서 무조건 다 괜찮지는 않다. 특히 우리나라에서 판매되고 있는 버터 중에는 먹으면 안 되는 제품들이 많다. 이런 버터를 먹으면서 다이어트를 한다면 실패할 가능성이 높다. 다이어트에 성공하려면 올바른 기준으로 식품을 골라야 한다. 그런 면에서 호르몬 다이어트의 기준이 더 정확하다고 자부한다.

누구나 이 다이어트를 할 수 있나요?

정상인이라면 누구나 가능하다. 그러나 췌장염이 있는 사람, 간이나 콩팥 기능에 이상이 있는 사람, 리파아제 부족으로 지방을 소화하기 힘든 사람이라면 반드시 전문 의료인의 지도가 필요하다. 그런 경우가 아니라면 누구라도 할 수 있다.

**갑상선 기능 저하로 신지로이드를 복용하고 있는데
살이 빠질까요?**

신지로이드를 복용 중인 사람은 대개 기운이 없고 체온도 낮다. 그래서 살이 잘 빠지지 않는다. 이런 경우에는 호르몬 다이어트를 2개월 이상 실천해 보기를 권한다. 몸이 변하는 데 시간이 걸리기 때문이다. 갑상선을 절제하지 않았다면 몸이 회복되면서 신지로이드가 더 이상 필요 없게 될 가능성도 있다. 인내심을 갖고 꾸준히 실천하면 좋은 결과가 있을 것이다.

모유 수유 중에도 할 수 있나요?

당연하다. 모유 수유 중이라도 얼마든지 가능하다. 호르몬 다이어트에서 추천하는 식품들은 모유를 만드는 주성분이기도 하다. 게다가 몸에 나쁜 음식이 없기 때문에 아기에게도 도움이 된다. 다만 식사량의 조절은 필요하다. 먹는 음식의 일부가 모유로 빠져나가기 때문에 보통 사람들보다 조금 더 많이 먹어야 할 수 있다. 감량 속도를 보면서 양을 적절히 조절하면 아기에게도 도움이 되고 살도 빠지는 일석이조의 효과를 얻을 수 있다.

운동은 전혀 안 해도 되나요?

적절한 운동은 몸을 따뜻하게 해 주므로 다이어트에 도움이 된다. 그러나 호르몬 다이어트에서는 운동이 결정적인 요소는 아니다. 근력 운동을 2일에 한 번씩, 10분 정도씩만 하면 충분하다. 이렇게 하기도 힘든 사람이라면 몰아서 해도 괜찮다. 1주일에 한 번 운동장을 달려 보라. 50m는 전력 질주로, 다시 50m는 느리게 뛰기를 5회 정도 반복하면 된다.

폭식을 자주 하는데 식욕이 줄어들까요?

식욕 조절이 잘 안 되는 사람이라면 수프 데이를 활용해 보길 적극 추천한다. 몇 번 실천하다 보면 들끓던 식욕도 점점 가라앉는 걸 실감하게 될 것이다. 식욕을 참으면서 무작정 굶는 건 좋은 방법이 아니다. 가끔씩 위장이 비어 있는 시간을 만들어 주는 것으로 충분하다. 그래도 식욕을 참을 수 없다면 조금 더 강도가 높은 방법을 써야 한다. 콜라겐 분말과 MCT 오일만으로 하루를 지내는 것이다. 하루 동안 배가 고픈 느낌이 들 때마다 커피나 차에 콜라겐 분말 10g과 MCT 오일 1티스푼(5ml)을 넣어 마신다. 저녁 7시가 넘으면 구운 소고기 100g 정도에 채소를 곁들여 먹을 수 있다. 이렇게 절제된 식사를 1주일에 2일 동안 실천한다면 몸에 해로운 식욕 억제제를 먹지 않더라도 식욕을 조절할 수 있다.

건강에 문제가 생기지는 않나요?

호르몬 다이어트는 당뇨병, 고혈압, 치매 환자들의 식이 요법을 활용한 다이어트 방법이다. 그러므로 당뇨병과 고혈압, 고지혈증이 있는 사람이 호르몬 다이어트를 하게 되면 살도 빠지고 건강까지 좋아진다. 호르몬 다이어트는 그만큼 몸에 좋은 식사법이다. 그러므로 호르몬 다이어트를 한다고 해서 건강에 문제가 되는 일은 없다. 다만 췌장염이나 간, 콩팥의 기능에 문제가 있는 사람은 무리해서 호르몬 다이어트를 하면 곤란하다. 반드시 전문 의료인의 지도가 필요하다.

머리카락이 빠지지는 않나요?

호르몬 다이어트는 굶는 다이어트가 아니다. 또 단백질을 충분히 섭취할 수 있는 식단으로 구성되어 있다. 그러므로 머리카락 걱정은 하지 않아도 된다. 만약 갑상선 호르몬의 활동이 저하된 사람이라면 머리카락이 덜 빠지거나 다시 나기도 한다. 호르몬 다이어트를 하면서 갑상선 호르몬의 활동이 회복되기 때문이다.

콜레스테롤이 높은데 해도 될까요?

콜레스테롤 수치가 높아지는 진짜 이유는 탄수화물을 너무 많이 먹기 때문이다. 호르몬 다이어트에서는 탄수화물은 아주 적은 양만 먹을 수 있다. 그래서 콜레스테롤 수치가 높았던 사람이라도 다이어트를 마칠 때쯤에는 대부분 정상이 된다. 한마디로 호르몬 다이어트는 콜레스테롤 수치를 치료하는 식사법인 것이다. 높은 콜레스테롤 수치 때문에 걱정인 사람이라면 호르몬 다이어트를 적극 추천한다.

어린이도 할 수 있을까요?

앞에서 말했듯이 호르몬 다이어트는 케토제닉 다이어트의 일종이다. 그리고 케토제닉 다이어트는 본래 어린이의 간질 치료에 사용되는 식사법이다. 그러므로 어린이라도 충분히 호르몬 다이어트를 할 수 있다. 다만 아이들은 음식을 잘 절제하지 못하는 데다 학교에서 급식을 먹기 때문에 식단을 지키지 못할 때가 많다. 그래서 기간을 여유 있게 잡고 꾸준히 다이어트를 할 필요가 있다. 그렇게 일정 기간 노력해 주면 살은 반드시 빠진다. 체중이 줄면 성장기에는 키도 더 잘 자란다. 초등학교 3학년까지 배가 나왔던 우리 아이도 이 방법으로 6개월이 안 되는 짧은 기간에 몸도 날씬해지고 키까지 많이 자랐다. 점심에는 원칙을 지키지 못하는 대신 아침, 저녁 식사를 신경 써 주면 반드시 만족스런 결과를 얻을 것이다.

피부가 가려워요

대부분 피부 가려움을 다이어트의 부작용이라고 생각한다.

그러나 가려움의 진짜 원인은 다이어트 이전에 당신이 먹었던 나쁜 음식에 있다. 몸속에 오메가 6가 많이 쌓여 있는 사람일수록 가려움이 쉽게 생긴다. 저장되어 있던 오메가 6가 분해되면서 피부를 자극하면 가려움이 나타난다. 그래서 지방 분해가 활발할수록 가려움증도 더 심해진다. 하지만 이런 과정을 나쁘게 볼 필요는 없다. 어차피 몸에 있는 나쁜 지방은 분해되어 없어져야 하는 것이 맞다. 이미 생긴 피부 트러블을 줄이고 싶다면 지방이 분해되는 속도를 떨어뜨리면 된다. 그러면 가려움도 따라서 줄어든다. 어떻게 속도를 떨어뜨리냐고? 간단하다. 음식을 더 많이 먹으면 된다. 간이 소화를 하느라 지방을 잘 분해하지 못한다. 먼저, 먹는 양을 1.5배 정도로 늘려 보고 그래도 가려움증이 잘 가라앉지 않으면 잠깐 동안 일반 식사를 하다가 음식량을 천천히 줄여 보는 식으로 해야 한다.

변비가 생겼어요

다이어트 중에는 음식량을 줄이기 때문에 대변을 보는 횟수가 줄어드는 것이 보통이다. 일반적으로 2일에 한 번 정도 화장실을 간다면 변비라고 하기는 어렵다. 만약 3일 이상 대변을 잘 보지 못한다면 수분이 부족할 가능성이 많다. 성인의 경우 하루에 물 1.5~2ℓ를 마셔야 한다. 그런데 다이어트를 하는 동안에는 음식을 적게 먹다 보니 그만큼 물도 적게 마시게 될 가능성이 많다. 그러므로 변비기가 있는 사람은 먼저 물부터 충분히 마셔 보라. 그래도 잘 낫지 않는 사람은 아침마다 토마토 1개에 올리브오일 20ml를 끼얹어서 먹는 것도 괜찮다. 토마토와 올리브오일이 장의 활동을 활발하게 하므로 변비에 도움이 된다.

자꾸 추운 느낌이 들어요

살을 빨리 빼고 싶은 욕심에 음식을 너무 적게 먹으면 체온이 떨어질 수 있다. 다이어트라고 하면 무조건 적게 먹어야 할 것 같지만 이런 방식은 오히려 다이어트를 망친다. 몸이 따뜻해질 만큼의 음식을 먹어서 대사 작용을 활발하게 유지해야 살이 더 잘 빠진다. 그러므로 추운 느낌이 자주 든다면 음식량을 더 늘리는 것이 맞다.

활동량이 너무 적거나 갑상선 호르몬의 기능이 저하되어 있는 사람도 추위를 쉽게 느낀다. 이때는 대사 기능이 활발해질 수 있도록 MCT 오일과 요오드가 많은 식품을 잘 챙겨 먹는 것이 좋다. 일광욕을 하거나 찜질방에 가서 몸을 따뜻하게 해 주는 것도 도움이 된다.

살이 안 빠져요

호르몬 다이어트의 원칙대로 식사를 하는데도 살이 잘 빠지지 않는다면 단백질 섭취량에 문제가 있을 가능성이 높다. 육류나 생선이라고 해서 무조건 많이 먹을 수 있는 것은 아니기 때문이다. 단백질의 절반은 몸속에서 당분으로 바뀐다. 그래서 단백질을 너무 많이 먹어도 탄수화물을 먹은 것과 같은 상태가 되고 만다. 그러므로 살이 잘 빠지지 않으면 단백질의 양을 조금 줄여 볼 필요가 있다. 만약 배가 자주 고파서 양을 줄이기 힘들다면 닭 가슴살, 가자미처럼 단백질이 많은 음식보다는 삼겹살, 연어 등 기름기가 적절하게 있는 음식으로 바꾸는 것이 좋다.

식비가 너무 많이 들지 않을까요?

육류와 생선 위주로 먹으면 식비가 많이 들지 않을까 걱정하는 사람도 있다. 단순히 가격만 놓고 본다면 곡물에 비해 육류와 생선이 비싼 건 사실이다. 그러나 먹는 양을 고려한다면 꼭 그렇지만도 않다. 육류와 생선 위주로 먹으면 먹는 양이 점점 줄어들기 때문이다. 처음에는 그동안 먹던 습관대로 많은 양을 먹기 때문에 일시적으로 식비가 올라가지만 시간이

지날수록 양이 줄어들어 식비는 그다지 차이가 나지 않게 된다. 게다가 몸이 건강해지면 병원에 간다든지 약을 먹는 일이 줄어들기 때문에 전체적으로는 오히려 비용이 줄어든다.

외식은 어떻게 해야 하나요?

외식을 할 때도 되도록 탄수화물을 적게 먹어야 한다. 고기, 회, 샤브샤브, 보쌈, 삼계탕 등 탄수화물이 없거나 쉽게 골라낼 수 있는 메뉴라면 합격이다. 편육이나 수육도 소금에 찍어 먹으면 아주 훌륭한 다이어트 음식이 된다. 양념이 배어 있는 족발은 너무 많이 먹지 않아야 한다. 한식 코스 요리를 먹을 경우에는 회나 고기만 골라 먹는 것이 좋다. 중국집에 간다면 동파육이나 팔보채, 오향장육 등 그나마 소스가 적은 요리를 선택해야 한다. 먹을 때도 될 수 있으면 소스를 걷어내고 먹는 것이 좋다. 이탈리안 레스토랑이라면 파스타 대신 샐러드나 스테이크를 주문하면 된다. 돈가스, 카레, 태국 음식 등 탄수화물을 빼고 먹기 힘든 메뉴들은 아예 주문하지 않는 것이 좋다.

회식이나 술자리에서는 주로 고기나 회를 먹을 때가 많으므로 편안하게 식사를 할 수 있다. 다만 불고기, 양념 갈비, 물회, 회무침 등 달달한 양념이 된 음식들은 피해야 한다. 건어물이나 견과류도 먹을 수 있다. 장어구이나 꼬치구이는 양념구이보다는 소금구이를 선택해야 한다. 치킨집이라면 튀김옷이 없는 오븐에 구운 치킨을 먹으면 된다.

편의점에서 간단하게 사 먹을 순 없나요?

편의점에서 파는 가공식품에는 알 수 없는 식품 첨가물이 많이 들어 있다. 그래서 대부분은 추천하기 어려운 음식들이다. 그러나 음식을 살 곳이 편의점밖에 없다면 그나마 덜 나쁜 식품들을 골라야 한다. 그래도 많은 양을 먹지 않는 것이 좋다.

편의점에서 음식을 고를 때는 다른 기준은 일단 놔두고 탄수화물이 적은 식품인지만 확인한다. 구운 달걀은 특별히 첨가물이 없어서 개중에 가장 좋은 선택이다. 양념이 되지 않은 참치 캔도 적절한 식품이다. 족발이나 편육, 오리고기 등은 너무 많은 양만 아니라면 먹어도 괜찮다. 마른오징어나 견과류는 소금만 뿌려진 것으로 골라야 한다. 소시지는 1개당 탄수화물이 5g 이하인 것을 고르면 된다. 스트링치즈도 먹을 수는 있지만 1~2개 정도에 그치는 것이 좋다.

제 5 장

살 빠지는 음식만
골라 먹어라

어떤 음식이
살찌게 만들까?

다이어트의 성공과 실패는 무엇을 먹느냐에 달려 있다. 아무리 칼로리를 조절해도 살찌는 음식을 많이 먹는다면 지방은 안 빠지고 수분만 빠진다. 이러면 살이 좀 빠지는가 싶어도 음식을 먹으면 금세 다시 제자리로 돌아가고 만다. 지방이 빠지지 않았기 때문에 요요가 심할 수밖에 없다. 그러므로 다이어트에 성공하려면 살찌는 음식, 지방을 태우는 데 방해가 되는 음식은 최대한 피해야 한다. 이런 음식들에는 크게 4가지가 있다.

혈당을 올리는 음식

인슐린은 살찌게 만드는 호르몬, 즉 비만 호르몬이다. 인슐린이 많이 나올수록 쉽게 살이 찐다. 인슐린 때문에 먹는 대로 지방으로 저장되는 까닭이다. 덩달아 식욕까지 늘어난다. 이런 상태라면 절대 지방이 줄지 않는다. 그러므로 다이어트 성공의 제1 조건은 인슐린을 잠재우는 것이다. 그렇게만 된다면 다이어트는 성공한 것이나 다름없다. 인슐린을 잠재우는 방법은 의외로 간단하다. 혈당을 올리는 음식을 피하기만 하면 된다. 그러면 인슐린도 활동을 멈추게 될 것이다. 지방을 태우고 싶은가? 그렇다면 혈당을 올리는 음식은 무조건 먹지 마라.

간에 부담이 되는 음식

지방은 간에서 분해된다. 그래서 간 기능이 떨어진 사람은 살을 빼기 어렵다. 또 간이 쉴 새 없이 바빠도 살이 잘 안 빠진다. 지방을 분해할 시간이 없기 때문이다. 그런데 다이어트를 하는 동안 농약, 항생제, 식품 첨가물, 곰팡이 독소가 있는 음식을 먹는다면 어떻게 될까? 독소를 해독하느라 바빠진 간은 지방을 태우지 못한다. 이런 상태라면 아무리 칼로리를 조절하고 운동을 열심히 해도 살이 잘 빠지지 않는다. 그러므로 다이어트에 성공하고 싶다면 항상 간의 상태에 신경 써야 한다. 독소가 많은 음식은 절대 먹지 말아야 한다. 또 소화하기 힘든 음식이나 간에 부담을 주는 음식도 최대한 피해야 한다.

염증을 만드는 음식

염증은 몸에 난 불이다. 집에 불이 나면 우리는 일단 불부터 끄려고 한다. 마찬가지로 우리 몸도 먼저 염증부터 고치려 든다. 그런데 염증을 치료하는 과정은 간에 큰 부담을 준다. 손상된 세포도 회복해야 하고 쏟아져 나온 노폐물도 처리해야 하기 때문이다. 그래서 염증이 심할수록 덩달아 간의 부담도 커진다. 지방을 태울 여유가 없어지는 건 당연하다. 뚱뚱한 사람들 중에는 피부 트러블이 자주 있거나 툭하면 방광염에 걸리는 사람들이 많다. 염증이 그들의 다이어트를 방해한다. 그러므로 염증이 있는 사람들은 음식에 더욱 신경을 써야 한다. 음식이 염증을 악화시킬 수 있기 때문이다. 염증이 없더라도 이런 음식들을 안 먹으면 살이 더 잘 빠진다. 그래서 다이어트를 한다면 염증을 만드는 음식도 일단 먹지 않는 것이 좋다.

호르몬의 활동을 방해하는 음식

지방 배터리가 활발하게 작동해야 살이 잘 빠진다. 그러려면 지방 배터리를 켜는 호르몬들의 활동도 활발해져야 한다. 그런데 음식 중에는 호르몬의 활동을 방해하거나 억제하는 것들이 있다. 심지어 마치 자기가 호르몬인 양 행동하는 가짜 호르몬이 들어 있는 음식도 있다. 이런 음식들을 많이 먹으면 대사 기능까지 망가지고 만다. 다이어트를 아무리 해도 살이 안 빠지는 사람들은 호르몬의 기능에 문제가 생겼을 가능성이 크다. 하체 비만이거나 굶어도 살이 빠지지 않는 사람들이 특히 더 그렇다. 만약 당신이 이런 타입이라면 가짜 호르몬이 들어 있는 음식, 호르몬의 기능을 방해하는 음식을 먹지 않도록 특별히 더 신경 써야 한다.

먹으면 살이 찌는 음식

밥, 빵, 면, 떡, 과자

다이어트 식단에서 반드시 빼야 할 음식을 꼽으라면 단연코 밥, 빵, 면이 첫 번째다. 밥, 빵, 면이야말로 현대인을 뚱뚱하게 만든 주범이기 때문이다. 밥, 빵, 면에는 녹말이 많아서 혈당을 치솟게 만든다. 그 때문에 인슐린의 활동이 활발해지고 당신 몸에 지방이 차곡차곡 쌓여 간다.

다이어트의 성공 여부는 밥, 빵, 면을 끊을 수 있는지에 달려 있다고 해도 과언이 아닐 정도다. 쌀과 밀로 만든 다른 음식들도 마찬가지다. 떡, 뻥튀기, 과자, 국수, 라면을 먹어도 밥, 빵, 면과 똑같은 결과가 생긴다. 당연히 이런 음식들도 먹지 말아야 한다. 쌀가루나 밀가루가 많이 들어가는 만두, 전, 튀김도 피해야 한다.

현미나 통곡물에는 영양소와 섬유질이 풍부해서 다이어트에 도움이 된다고 말하는 사람도 있다. 물론 통곡물에 섬유질과 여러 영양소가 있는 건 사실이다. 그러나 그 양은 전체의 10%도 채 안 된다. 통곡물 역시 90% 이상은 녹말이다. 그래서 아무리 다른 영양소가 있다고 해도 살찌게 만든다는 점에서는 쌀이나 밀과 별반 차이가 없다. 현미밥이든 보리밥이든 호밀빵이든 살이 찌는 건 마찬가지라는 말이다. 그러므로 다이어트를 하겠다면 흰쌀밥이든 잡곡밥이든 통밀빵이든 간에 밥, 빵, 면은 아예 먹지 않는다고 생각해야 한다. 곡물은 아니지만 메밀국수, 당면, 칡냉면 등에도 녹말이 많으므로 먹으면 안 된다. 먹을 수 있는 면은 곤약면밖에 없다. 물론 곤약면을 좋아할 사람은 별로 없겠지만 말이다.

빵, 면, 과자, 시리얼에 들어 있는 글루텐은 또 다른 다이어트 방해 요소다. 글루텐이 염증을 생기게 만들기 때문이다. 밀가루 음식만 먹으면 소화가 안 된다거나 쉽게 피부 트러블이 생기는 원인도 글루텐인 경우가 많다. 그러므로 글루텐이 들어 있는 밀, 보리, 호밀, 귀리로 만든 음식들은 특별히 더 주의해야 한다.

많은 사람들이 채소라고 생각하겠지만 옥수수도 엄연한 곡

음식별 당분 함량

분류	음식	함량	분류	음식	함량
밥	흰 쌀죽	15.6g	면	삶은 마카로니	25.8g
	현미밥	34.4g		삶은 당면	25.8g
	흰쌀밥	36.1g		삶은 우동면	25.9g
떡	인절미	43g		삶은 스파게티	26.9g
	시루떡	43.1g		삶은 메밀국수	28.7g
	수수경단	43.1g		삶은 소면	29g
	절편	43.5g	빵	도넛	40.6g
	송편	45.6g		크루아상	43.9g
	가래떡	46.9g		꽈배기	45.1g
	백설기	51.9g		식빵	47.6g
	무지개떡	52.8g		모닝빵	50.2g
쌀과자	약과	71.7g		호밀빵	52.7g
	쌀과자	78.2g		카스텔라	53.3g
	튀밥	80.7g		바게트	57.5g
	누룽지	82.3g	과자	팝콘	47.9g
기타	메밀묵	13g		감자 스낵	54.3g
	찐 옥수수	29.1g		크래커	56.3g
	엿기름	73g		새우 스낵	56.8g
	미숫가루	74.6g		초코파이	61.5g
	송화다식	76.1g		건빵	73.8g
	옥수수묵	12.6g		시리얼	85.2g

* 100g에 들어 있는 당분의 양
* 밥 한 공기는 대략 200~250g이다.

먹으면 살이 찌는 음식

물의 하나다. 당연히 옥수수의 주성분 역시 녹말이다. 그래서 옥수수를 먹어도 살이 쉽게 찐다. 게다가 옥수수는 굉장히 다양한 음식에 들어간다는 점에서 더욱 심각하다. 실제로, 사 먹는 음식들치고 옥수수가 들어 있지 않은 음식을 찾기 힘들 정도다. 거의 대부분의 소스, 시럽, 조미료에는 반드시 옥수수가 들어간다. 심지어 동물들도 옥수수 사료를 먹고 자란다. 그래서 현대인이라면 밥을 먹지 않고 하루를 살아갈 수는 있을지 몰라도 옥수수를 먹지 않고 살아가기란 현실적으로 불가능하다. 옥수수나 팝콘, 토르티야, 나초 등 옥수수로 만든 음식들뿐만 아니라 달달한 소스나 시럽, 양념이 들어 있는 조리 식품도 먹지 않도록 주의해야 한다.

설탕, 꿀, 물엿(액상 과당)

설탕, 꿀, 물엿 같은 감미료들은 그 단맛만큼이나 확실하게 혈당을 올린다. 게다가 곡물에 비해 흡수 속도도 훨씬 빨라서 혈당이 급속도로 올라가게 만든다. 그만큼 살이 찌는 속도도 빠르다. 감미료들은 다른 음식에 섞여 있어서 자신도 모르게 먹게 되기 때문에 더욱 주의가 필요하다. 특히 불고기, 갈비찜, 제육볶음 등 양념에 버무려진 고기 요리에는 설탕이나 물엿이 많이 들어가므로 되도록 먹지 않는 것이 좋다.

소스의 당분 함량			
양조 식초	2.8g	핫소스	5.2g
현미 식초	4.7g	토마토소스	8.5g
재래 간장	4.9g	마요네즈	10.2g
쌀 식초	7.4g	우스터소스	17.7g
양조간장	8.2g	굴소스	18.1g
된장	11.7g	짜장 소스	20.9g
조미료	24.3g	돈가스 소스	28.5g
쌈장	24.6g	토마토케첩	31.7g
맛술	35.5g	양념 닭 소스	45.2g
고추냉이	42.6g	카레 가루	51.4g
고추장	43.8g	이탈리안 드레싱	10.4g
초고추장	45.5g	사우전드 아일랜드 드레싱	11.1g
발사믹 드레싱	17g	프렌치드레싱	15.6g

*100g에 들어 있는 당분의 양

　물엿(요리당)이나 달달한 음료수에는 액상 과당이 많이 들어 있다. 액상 과당은 옥수수로 만드는 과당의 일종이다. 과당은 포도당처럼 혈당을 올리지는 않지만 다이어트를 망친다는 점에서는 차이가 없다. 과당은 먹는 대로 지방으로 저장되는데 이 과정이 간에는 큰 부담이 되기 때문이다. 과당을 처리하느라 손상된 간은 지방을 잘 태우지 못하게 된다. 이렇게 몸에 해로운데도 싼 가격을 이유로 액상 과당은 설탕을 제치고 감미료의 왕이 되었다. 지금은 대부분의 소스나 양념, 샐러드드레싱에 설탕이나 액상 과당이 들어간다. 심지어 마요네즈에도 설탕이 들어 있다. 쌈장, 고추장, 초장, 조림 간장을 만드는 데도 설탕이나 물엿은 필수 재료다. 이런 소스를 뿌리면 아무리 다이어트에 도움이 되는 음식이라도 살찌는 음식으로 바뀌고 만다. 물엿을 넣어 윤기가 자르르 흐르는 생선조림이나 멸치 볶음은 더 이상 다이어트 식품이 아니다. 그러므로 재료에 관계없이 설탕이나 물엿이 들어 있는 요리는 무조건 피해야 한다. 또 달달하고 쫀득쫀득한 양념으로 버무려진 음식도 먹지 않아야 한다.

과일

어찌 보면 과일은 밥, 빵, 면보다 더 다이어트에 해로운 음식이다. 포도당만 들어 있는 곡물과 달리 과일에는 포도당과 과당이 함께 들어 있기 때문이다. 익지 않은 과일은 곡물처럼 녹말이 주성분이라 별로 달지 않다. 그러다가 익으면서 녹말의 일부가 과당으로 바뀌면 비로소 단맛이 나게 된다. 그래서 잘 익은 과일에는 본래 있던 녹말, 즉 포도당과 익으면서 생긴 과당이 함께 들어 있다. 이렇게 포도당과 과당이 섞여 있는 대표적인 식품이 바로 설탕이다. 한마디로 과일은 천연 설

과일별 당분 및 과당 함량					
과일	전체 당분	과당	과일	전체 당분	과당
라임	0.4g	0.2g	살구	9.3g	3.3g
아보카도	0.9g	0.3g	라즈베리	9.5g	4.6g
레몬	2.5g	1.1g	키위	10.5g	4.9g
토마토*	2.8g	1.4g	배	10.5g	7.3g
파파야	5.9g	3.6g	파인애플	11.9g	3.7g
딸기	5.8g	3g	사과	13.3g	9.3g
자몽	6.2g	2.9g	체리	14.6g	6.3g
무화과	6.9g	3g	망고	14.8g	7.9g
블루베리	7.3g	3.7g	바나나	15.6g	6g
자두	7.5g	3.3g	말린 살구	38.9g	15.4g
블랙베리	8.1g	4.3g	건포도	44g	15.1g
천도복숭아	8.5g	3.1g	건자두(프룬)	44g	15.1g
복숭아	8.7g	4.1g	말린 복숭아	44.6g	22.2g
수박	9g	5.1g	말린 무화과	62.3g	27.5g
오렌지	9.2g	4.6g	황금 건포도	65g	33.8g

*100g에 들어 있는 당분의 양
*밥 한 공기의 당분은 75g이다.
*토마토는 채소에 속한다.

탕인 셈이다. 그러므로 과일을 먹는다는 건 설탕물을 마시는 것과 마찬가지다. 설탕물을 마시면서 살을 뺄 수 있는 사람이 누가 있겠는가.

또 과일을 재배할 때 뿌리는 농약도 문제가 된다. 잘못해서 농약이 몸속으로 들어오면 간이 한시라도 빨리 해독을 해야 하기 때문이다. 독소를 처리하느라 바빠진 간은 지방을 태우지 못한다. 이런 상황에서는 다이어트가 순조롭게 진행될 수 없다. 딸기나 자두처럼 껍질째 먹는 과일은 아무래도 농약이 남아 있지는 않은지 더 신경이 쓰인다. 그러므로 좀 비싸더라도 과일은 유기농 코너에서 구입하는 것이 현명하며, 먹기 전에 잘 세척하는 것도 잊지 말아야 한다.

과일은 비타민 같은 영양소가 풍부해서 다이어트에 필요하다는 주장도 있다. 그러나 쓸데없는 걱정일 뿐이다. 과일에 있는 영양소 중에서 채소로 보충할 수 없는 것은 하나도 없기 때문이다. 비타민 부족이 걱정된다면 채소를 충분히 먹어라.

주스, 청량음료, 스포츠음료, 건강 음료

당분의 흡수 속도 역시 양만큼이나 살이 찌는 데 큰 영향을 준다. 흡수 속도가 빠를수록 혈당이 가파르게 올라가 더 쉽게 살찌도록 만들기 때문이다. 그래서 다이어트 중에는 과일이든 채소든 절대 갈아서 먹으면 안 된다. 주스나 음료수가 나쁜 이유는 흡수 속도가 빠른 데다 설탕과 액상 과당이 너무 많이 들어 있다는 데 있다. 그래서 밥이나 과일보다 더욱 심각하게 다이어트를 망친다. 음료수에는 잘 익은 과일 맛을 내

음료수별 탄수화물 함량

음료수	탄수화물	각설탕	음료수	탄수화물	각설탕
과일 주스			청량음료		
감귤 주스	21g	7개	콜라	22g	7개
100% 오렌지 주스	21g	7개	사이다	22g	7개
파인애플 주스	23g	8개	보리맛 소다	25g	8개
토마토 주스	23g	8개	포도맛 소다	26g	8.5개
사과 주스	24g	8개	건강 음료		
알로에 주스	24g	8개	비타민워터	9g	3개
오렌지 주스	26g	8.5개	이온 음료	13g	4개
매실 주스	28g	9개	박카스	18g	6개
포도 주스	35g	11개	비타500	24g	8개
과일 맛 음료			전통 음료		
쿨피스	20g	6.5개	식혜	17g	5.5개
딸기 우유	22g	7개	쌀 음료(아침햇살)	24g	8개
레모네이드	23g	8개	단호박 식혜	25g	8개
바나나맛 우유	27g	9개	수정과	26g	8.5개
채소 주스			유자차	24g	8개
하루야채	14g	4.5개	쌍화차	24g	8개
당근 주스	23g	8개	홍차음료	14g	4.5개

* 종이컵 1컵 200ml 기준

는 액상 과당이 반드시 들어간다. 심지어 100% 과즙이라고 표시된 주스에도 설탕과 액상 과당이 들어 있는 경우가 있다.

다른 음료수들도 액상 과당 범벅인 것은 마찬가지다. 사이다, 콜라 같은 청량음료는 말할 것도 없고 찝찔한 맛밖에 안 나는 스포츠음료에도 엄청난 양의 액상 과당이 들어간다. 비타민 C 음료는 콜라와 똑같은 양의 당분이 들어 있어서 과연 건강을 위한 제품인지 의심이 들 정도다. 건강에 도움이 될 것 같은 음료수일수록 오히려 더 많은 당분이 들어 있는 셈이다. 병에 든 음료수라면 전부 설탕과 액상 과당이 듬뿍 들어 있다고 해도 과언이 아니다. 다이어트에 성공하고 싶은가? 그렇다면 절대 주스나 음료수를 마시지 마라. 단 한 모금이라도 말이다!

감자, 고구마, 단호박, 마, 우엉, 연근

채소는 칼로리가 낮아서 마음껏 먹어도 괜찮다고 생각하기 쉽다. 그러나 모든 채소가 안전한 것은 아니다. 개중에는 녹말이 많이 들어 있는 것도 있기 때문이다. 이들 몇 가지 채소는 혈당을 많이 올라가게 만들므로 주의해야 한다.

대체로 뿌리채소는 혈당을 올라가게 만든다. 그중에서도 특히 감자, 고구마, 단호박이 문제가 된다. 섬유질이 많아서 다이어트에 도움이 될 것 같지만 의외로 이 채소들에는 무시하지 못할 양의 당분이 들어 있다. 큰 고구마 1개에는 밥 한 공기만큼의 당분이 들어 있을 정도다. 그러므로 다이어트 중

뿌리채소의 당분 함량			
음식	당분	음식	당분
감자	13.9g	찐 감자	15.3g
자색 감자	18.5g	군고구마	29.3g
마	19.6g	찐 고구마	31.3g
호박 고구마	25.1g	당근	6.1g
수미 감자	26g	양파	8.4g
토란	26.1g	우엉	15.5g
황금 고구마	33.8g	연근	16.4g
칡뿌리	36.1g	돼지감자	15.1g

＊100g에 들어 있는 당분의 양

에는 감자, 고구마, 단호박은 먹지 않는 것이 좋다. 또 감자, 고구마에서 뽑아낸 감자녹말, 고구마녹말이 들어간 음식도 마찬가지다. 마, 우엉, 연근에도 당분이 꽤 많이 들어 있으므로 주의해야 한다.

당근과 양파 역시 당분이 많은 뿌리채소에 속한다. 그러나 한꺼번에 많이 먹는 채소들은 아니라서 크게 걱정할 필요는 없다. 반찬으로 곁들여 먹는 정도는 큰 문제가 되지 않는다.

식물성 기름

우리가 먹고 있는 식용유는 대부분 식물성 기름이다. 그런데 식물성 기름은 불포화 지방이라 쉽게 산화된다. 산화된 기름에는 몸에 좋은 오메가 3는 별로 없고 염증을 만드는 오메가 6만 가득하다. 그래서 당신이 슈퍼마켓에서 그것들을 살 때쯤엔 이미 산화되어서 먹으면 안 되는 상태인 경우가 많다. 개중에는 '고올레산'이라고 표시된 제품도 있다. 언뜻 보면 오메가 3가 풍부한 좋은 기름처럼 생각된다. 하지만 실상은 그 반대다. 그 기름에는 오메가 6밖에 없어서 따로 올레산을 첨가했다는 말이기 때문이다. 이런 기름이 몸속에 들어가면 몸 여기저기를 돌아다니며 염증을 만든다. 염증이 늘어나면 그만큼 지방을 태우기 어려워지게 된다. 식물성 기름은 이렇게 당신의 다이어트를 망친다.

 콩기름(대두유), 옥수수유, 카놀라유, 포도씨유, 미강유(현미유, 쌀눈유), 면실유, 해바라기유, 아마씨유, 땅콩기름, 참기름 등은 모두 식물성 기름이다. 이 기름들은 조리용으로 사용하지 말아야 한다. 식물성 기름이 들어 있는 과자, 빵, 마요네즈, 샐러드드레싱도 피해야 한다. 마가린도 절대 먹으면 안 된다. 식물성 기름인 데다가 건강을 해치는 트랜스 지방이기 때문이다. 먹어도 괜찮은 식물성 기름은 올리브오일과 들기름뿐이다. 이것도 전부 괜찮은 건 아니고 볶지 않고 짠 기름만 가능하다. 올리브오일이라면 엑스트라 버진 등급, 들기름도 냉압착(cold pressed) 방식으로 생산된 제품을 선택해야 한다.

콩

콩 역시 곡물의 일종이다. 도정을 하지 않았으니 통곡물과 같다고 보면 된다. 다만 콩이 다른 곡물과 다른 점은 콩 속에 있는 당분을 우리가 소화할 수 없다는 것이다. 그렇기 때문에 콩 속의 당분 그 자체는 다이어트에 그다지 문제가 되지 않는다. 하지만 콩에는 그보다 심각한 몇 가지 성분이 들어 있다.

콩의 성분인 렉틴은 글루텐처럼 알레르기나 염증을 일으킨다. 다만 렉틴은 열에 약해서 조리를 하면 파괴된다. 그래서 조리를 해서 먹으면 비교적 안전하다. 그러나 땅콩의 렉틴은 열을 가해도 파괴되지 않으므로 주의해야 한다.

콩에 들어 있는 이소플라본은 더욱 심각한 문제를 만든다. 식물성 에스트로겐인 이소플라본은 우리 몸에서도 마치 여성 호르몬처럼 활동한다. 그래서 콩을 많이 먹으면 여성 호르몬 과잉인 상태가 되고 만다. 그렇게 되면 당신은 엉덩이와 허벅지에 집중적으로 살이 찌는 하체 비만이 된다. 생리에 이상이 생기거나 청소년의 성장에 영향을 줄 가능성도 있다. 그러므로 생리에 이상이 있거나 엉덩이, 허벅지에 살이 찐 하체 비만형 여성이라면 콩은 물론 콩으로 만든 두부, 두유도 먹지 않는 것이 좋다. 된장과 간장도 콩으로 만들지만 먹는 양이 많지 않으므로 그다지 문제가 되지는 않는다.

우유, 치즈, 버터

우유는 천연 성장 촉진제다. 우유에는 당분인 유당뿐만 아니라 몸집을 키우는 호르몬들도 함께 들어 있기 때문이다. 그래서 우유를 먹은 송아지는 6개월 만에 체중이 5~6배로 늘어난다. 이런 우유의 효과가 송아지들에게만 적용된다고 생각하는가? 그렇지 않다. 우유를 먹으면 당신도 당연히 몸집이 커질 수밖에 없다. 살을 빼고 싶다면 우유를 끊는 것이 좋다. 커피도 우유가 들어가는 카페라테나 카푸치노 대신 에스프레소나 아메리카노를 먹는 것이 좋다.

또 우유의 단백질인 카세인은 글루텐처럼 몸에 알레르기나 염증을 만든다. 그러므로 만성 염증이나 알레르기가 있는 사람은 우유는 물론이고 버터, 치즈도 주의해야 한다. 그래서 다이어트를 하는 동안에는 우유와 유제품을 일단 끊는 것이 좋다. 요구르트 역시 마찬가지다. 특히 슈퍼마켓에서 파는 요구르트에는 설탕과 액상 과당까지 듬뿍 들어 있으므로 절대 먹지 말아야 한다. 다이어트를 마친 이후에는 유제품에 알레르기가 없는 사람이라면 유제품을 먹어도 된다.

맥주, 청주, 막걸리, 매실주, 와인, 칵테일, 소흥주

원칙적으로 다이어트를 하는 동안에는 술을 마시지 말아야 한다. 알코올은 간을 손상시키고 염증을 만들 뿐만 아니라 혈당을 조절하는 기능도 방해하기 때문이다. 그러나 어쩔 수 없이 술을 마셔야 한다면 최소한 당분이 많은 술은 피해야 한다.

일단 맥주, 청주, 막걸리, 와인 등 발효주는 마시지 않는 것이 좋다. 발효가 되었다고는 해도 그 속에 상당한 양의 당분이 남아 있기 때문이다. 그래서 많이 마시면 술에 들어 있는 당분 때문에 혈당이 올라가게 된다. 달달한 맛이 나는 매실

술의 당분 함량			
일반 술	당분 함량	칵테일	당분 함량
화이트 와인	2.4g	블러드 메리	3.5g
맥주	2.8g	진 토닉	7g
흑맥주	3.6g	스크류 드라이버	8.6g
청주	4.2g	테킬라 선라이즈	11.3g
레드 와인	4.8g	위스키 사우어	13.4g
소흥주	5.1g	데이커리	15.7g
막걸리	7.2g	피나콜라다	27.6g
매실주	20.7g	페퍼민트	37.6g

* 100g에 들어 있는 당분의 양(약 100ml의 양이며, 도수가 높은 칵테일은 90ml에 해당한다)

먹으면 살이 찌는 음식

주 한 병(375ml)에는 밥 한 공기만큼의 당분이 들어 있으므로 절대 마시면 안 된다. 과즙이 들어가는 칵테일도 곤란하다. 맥주에도 무시하지 못할 만큼의 당분이 들어 있다. 맥주 1500cc만 마셔도 그 속에 들어 있는 당분이 이미 밥 반 공기를 넘는다. 그러므로 맥주도 마시지 않는 것이 좋다.

식품 첨가물

우리 몸은 식품 첨가물을 소화시키지 못한다. 식품 첨가물은 본래 음식이 아니기 때문이다. 몸속에 들어온 식품 첨가물은 독소와 똑같은 방식으로 처리된다. 그래서 식품 첨가물이 많은 식품은 간에 큰 부담을 준다.

사실 요즘처럼 공장에서 음식을 만드는 시대가 아니었다면 이런 물질들을 먹을 일은 절대 없었을 것이다. 그러나 이제는 음식을 사 먹을 수밖에 없는 실정이므로 자기가 알아서 피하는 수밖에 없다. 그나마 다행인 것은 첨가물들을 쉽게 알아볼 수 있다는 점이다. 대부분의 식품 첨가물은 그냥 봐서는 무엇인지 알 수 없는 어려운 이름을 하고 있다. 예를 들면 젖산나트륨, 이산화규소, 폴리인산나트륨, 베지스테이블 502, 폴리소르베이트 65, 소비탄지방산에스터 같은 식이다. 그러므로 가공식품을 살 때는 먼저 성분 목록부터 확인하는 습관을 길러야 한다. 알 수 없는 이름들이 많이 적힌 제품이라면 구입하지 않는 것이 현명하다.

체온 업 호르몬인 갑상선 호르몬의 기능이 떨어져 있는 사람이라면 좀 더 세심한 주의가 필요하다. 불소, 염소, 브롬(브로민)이 갑상선의 기능을 떨어뜨리기 때문이다. 불소는 충치를 방지하기 위해, 또 염소는 살균을 하기 위해 수돗물에 들어간다. 그래서 이들을 피하려면 정수한 물을 마셔야 한다. 브롬은 주로 난연재나 농약을 만드는 데 사용되는 물질로, 본래 사람이 먹을 수 없는 것이다. 그런데도 지금 음료수의 향미 증진제나 빵을 만드는 데 사용되고 있다. 그러므로 음료수를 구입할 때는 혹시 브롬이 들어 있지는 않은지 성분 목록을 꼭 확인해야 한다.

먹어도 좋은 음식

고기, 소시지, 베이컨

육류에는 당분이 거의 없다. 그래서 먹어도 혈당이 잘 올라가지도 않고 인슐린이 분비될 일도 없다. 너무 많이 먹지만 않는다면 말이다. 스테이크나 숯불갈비를 먹는데도 살이 쭉쭉 빠지는 즐거운 다이어트가 가능하다. 삼겹살처럼 기름진 부위를 먹어도 결과는 똑같다. 닭 가슴살이든 삼겹살이든 곱창이든 종류에 관계없이 육류이기만 하면 다 괜찮다. 당신은 그냥 그날 먹고 싶은 고기를 선택하기만 하면 된다.

그래도 좀 더 좋은 고기를 고르고 싶은가? 그렇다면 방목해서 기른 동물의 고기를 추천한다. 풀을 뜯어 먹고 자란 동

• 소고기	• 양고기	• 염소고기
• 닭고기	• 오리고기	• 칠면조고기
• 돼지고기	• 멧돼지고기	• 토끼고기
• 소시지	• 베이컨	

물의 고기에는 오메가 6가 적기 때문이다. 반대로 옥수수 사료를 먹고 자란 동물의 고기에는 염증을 일으키는 오메가 6가 굉장히 많다. 그런 고기를 먹으면 염증이 쉽게 생기고 살도 잘 빠지지 않을 가능성이 많다. 맛만 놓고 보자면 옥수수 사료를 먹은 동물의 고기가 냄새도 없고 부드러워서 훨씬 맛있다. 그러나 앞으로 날씬해질 당신의 몸을 생각한다면 풀을 먹고 자란 건강한 동물의 고기를 골라야 한다. 구별하는 방법도 의외로 간단하다. 지방의 색깔이 노란 고기를 찾으면 된다. 풀을 먹으면 풀에 있던 카로틴이 지방에 침착되어 노란색을 띠기 때문이다. 먹음직스런 고기의 하얀색 마블링은 곡물만 먹고 자랐다는 걸 의미한다.

고기로 만든 소시지나 베이컨 같은 가공식품도 좋은 다이어트 식품이다. 조리가 간편해서 바쁜 사람들에게는 장점이 많다. 다만 콩 단백질이나 녹말이 많이 들어 있는 제품은 피한다. 그래서 구입할 때 반드시 제품 뒷면의 성분 함량을 꼼꼼하게 확인해야 한다. 육류 비율이 높을수록 좋은 제품이다.

소시지라면 육류 비율이 90% 이상인 제품을 선택하는 것이 좋다. 또 방부제나 발색제 등 식품 첨가물이 적은 제품이라야 한다. 이런 기준에 맞는 제품을 선택한다면 가공식품이라도 고기를 먹은 것과 똑같은 결과를 얻을 수 있다.

달걀

달걀도 고기와 마찬가지로 혈당을 올리지 않는 훌륭한 다이어트 식품이다. 조리도 간편하고 쉽게 구입할 수 있다는 장점도 있다. 게다가 달걀에 풍부한 콜린이라는 성분은 지방을 분해하는 데 도움이 된다. 한마디로 다이어트에 빠질 수 없는 필수 식품이다.

달걀노른자에는 콜레스테롤이 많아서 먹지 말아야 한다는 주장도 있다. 노른자를 먹어서 혈액 속에 콜레스테롤이 늘어나면 혈관과 심장이 손상된다는 얘기다. 실제로 노른자에 200mg이나 되는 콜레스테롤이 들어 있다. 그러나 이런 걱정은 기우에 불과하다. 혈액 속의 콜레스테롤은 대부분 간에서 합성된 것이기 때문이다. 달걀 몇 개 먹는다고 해서 콜레스테롤 수치가 올라가는 일은 없을 테니 안심하고 노른자까지 먹어도 괜찮다.

다만 산란 촉진제를 먹은 닭이 낳은 달걀은 반드시 피해야 한다. 어미 닭이 먹은 산란 촉진제가 달걀에도 전해지기 때문이다. 당연히 그 달걀을 먹은 사람에게도 영향을 준다. 이런 달걀을 많이 먹으면 여성 호르몬 과잉이 되어 하체 비만이 될 가능성이 높다. 그러므로 달걀은 유기농 매장에서 구입하는 것이 좋다.

생선, 해산물

생선이나 해산물 역시 동물성 식품이므로 고기와 마찬가지로 훌륭한 다이어트 식품이다. 또 생선에는 오메가 3가 풍부하다는 장점도 있다. 오메가 3는 염증을 낮춰 주고 뇌에도 도움을 주는 좋은 지방이다. 염증이 낮아지면 다이어트에도 도움이 된다. 오메가 3는 고등어, 연어, 정어리 등 기름기가 많은 생선에 풍부하게 들어 있다. 그러므로 삼치나 가자미처럼 담백한 생선도 좋지만 오메가 3가 많은 기름진 생선을 자주 챙겨 먹도록 하자. 새우, 조개, 전복, 해삼, 꽃게 등 다른 해산물도 다이어트 기간 동안 편하게 먹을 수 있는 식품이다. 오염되지 않고 신선한 어패류라면 무엇이든 다 괜찮다.

직접 재료를 손질하기 힘든 사람이라면 생선이나 해산물 통조림을 활용할 수도 있다. 다만 조미가 되어 있지 않은 제품으로 골라야 한다. 설탕이나 물엿으로 양념이 된 통조림은 오히려 살을 찌도록 만든다. 또 팜유나 카놀라유보다는 물이나 올리브오일을 채워 넣은 통조림이 더 낫다. 팜유나 카놀라유를 채운 제품을 먹을 때는 기름은 최대한 빼고 건더기만 먹어야 한다. 어묵이나 맛살은 녹말이 워낙 많이 들어 있어서 먹지 않는 것이 좋다. 그래도 너무 먹고 싶다면 가급적 녹말이 적은 제품을 골라서 조금만 먹도록 하자.

- 고등어
- 연어
- 전복
- 새우
- 삼치
- 오징어
- 가리비, 홍합
- 로브스터
- 가자미
- 문어
- 굴
- 게

잎채소, 버섯, 해조류

잎채소도 안심하고 먹을 수 있는 식품이다. 잎채소에는 녹말이 별로 없는 데다 비타민, 무기질, 섬유질 등 영양소가 듬뿍 들어 있기 때문이다. 게다가 브로콜리, 양배추, 케일 등 십자화과 식물들은 간의 해독 작용도 도와준다. 잘 챙겨 먹으면 디톡스 효과까지 기대할 수 있다. 잎채소의 섬유질은 장의 활동을 돕고 포만감을 준다. 그러므로 고기, 생선과 함께 잎채소를 곁들여 먹으면 훨씬 더 효과적인 다이어트가 가능하다.

저탄수화물	중탄수화물	고탄수화물(주의 식품)
가지, 고구마 줄기, 고들빼기 고사리, 고춧잎, 곰취, 근대 깻잎, 꽈리고추, 냉이, 달래 돌나물, 마늘종, 무, 무시래기 미나리, 방풍나물, 배추, 봄동 부추, 브로콜리, 비트, 삽주나물 상추, 새싹, 셀러리, 숙주나물 순무, 시금치, 쌈추, 쑥, 쑥갓 아스파라거스, 아욱, 애호박 양배추, 양상추, 오이, 오이고추 오크라, 적채, 죽순, 쪽파 참나물, 청경채, 청양고추 취나물, 케일, 콩나물, 토란대 토마토, 파, 풋고추, 피망, 호박잎 김, 미역, 톳	비트 당근 콜라비 양파 다시마 완두콩 (콩*)	감자 호박 고구마 도토리 마 우엉 연근 병아리콩 강낭콩 렌틸콩 녹두 팥

*콩 또는 콩 가공식품(두부, 두유)은 되도록 먹지 않는 것이 좋다.

버섯류도 살찔 걱정 없이 편하게 먹어도 된다. 식감이 좋은 새송이버섯을 큼직하게 잘라 버터에 구워 먹거나 느타리버섯을 다른 채소들과 함께 볶아 먹을 수도 있다. 표고버섯은 샤브샤브나 된장찌개의 국물 맛을 내는 데 활용하면 좋다.

한 가지 주의할 점은 채소에 남아 있는 농약 문제다. 채소는 샐러드나 겉절이처럼 간단히 씻어서 그대로 먹는 경우가 많다. 그래서 혹시나 농약이 남아 있지는 않은지 주의해야 한다. 특히 셀러리, 시금치, 오이, 방울토마토 등은 농약에 오염되었을 가능성이 높다. 이 채소들을 구입할 때는 유기농으로 재배된 것을 골라야 한다. 가격 때문에 고민이 된다면 먹기 전에 물에 오래 담궈 뒀다가 깨끗하게 씻어야 한다.

미역, 김, 파래 등 해조류도 잎채소처럼 안심하고 먹을 수 있는 식품이다. 해조류에 풍부한 요오드는 갑상선 기능이 떨어져 잘 붓고 피곤한 사람이 살을 빼는 데 큰 도움이 된다. 또 해조류 특유의 미끈거리는 점액질은 수용성 섬유질로 포만감을 주는 효과도 있다. 다만 다시마에는 당분이 많이 들어 있기 때문에 다시마를 직접 먹는 것은 좋지 않다. 다시마를 우려낸 국물에는 당분이 별로 없으므로 얼마든지 먹어도 괜찮다.

과일

과일 중에서 안심하고 먹을 수 있는 것은 아보카도밖에 없다. 아보카도에는 당분도 별로 없고 질 좋은 지방이 풍부해서 다이어트에 큰 도움이 된다. 만약 과일을 무척 좋아해서 꼭 먹어야 하는 사람이라면 디저트로 조금씩 먹는 정도가 적당하다. 제철 과일을 위주로 주먹만 한 사과 3분의 1개를 넘지 않는 것이 좋다.

조미료

소금, 식초, 간장, 후추, 된장, 고춧가루는 당분이 별로 없으므로 얼마든지 자유롭게 쓸 수 있다. 육류나 생선에 소금 간을 해서 구워 먹거나 간장에 조려 먹을 수도 있고 매콤한 매운탕을 끓여 먹을 수도 있다. 홀 그레인 머스터드와 마요네즈를 이용해 딥 소스를 만들어도 괜찮다. 이때 마요네즈는 설탕이 되도록 적게 들어 있는 제품이 좋다. 마가린은 건강에 해로운 기름이므로 당분이 없더라도 먹으면 안 된다. 샐러드드레싱은 올리브오일과 발사믹 식초, 허브 등을 이용해서 만들면 좋다. 육류나 생선 요리에 이런 샐러드드레싱을 뿌린 신선한 채소를 곁들여 먹는다면 완벽한 다이어트 식사라고 할 수 있다. 두반장(더우반장)이나 굴소스에는 당분이 있으므로 소량만 먹는 정도에 그쳐야 한다.

다이어트를 계속하다 보면 단맛에 대한 중독이 점점 사라진다. 그래서 달달한 음식이 그다지 생각나지 않게 되는 게 보통이다. 그래도 단맛이 너무 당긴다면 에리스리톨이나 스테비아를 사용해 볼 수 있다. 이 감미료들은 혈당을 오르게 만들지 않기 때문에 소량은 사용해도 문제가 없다. 그러나 너무 자주 사용하는 것은 곤란하다. 혈당을 올리지 않는다고 해도 단맛에는 강한 중독성이 있기 때문이다.

- 소금
- 고춧가루
- 타바스코 소스
- 두반장**
- 간장
- 식초
- 홀 그레인 머스터드
- 굴소스**
- 된장
- 후추
- 마요네즈*
- 에리스리톨, 스테비아

*설탕이 들어간 마요네즈라면 많이 먹지 않도록 주의한다.
**소량만 가능하다.

음료수, 술

다이어트를 하는 동안은 물을 충분히 많이 마셔야 한다. 그래야 간의 해독이 활발하게 이루어져서 살이 더 잘 빠진다. 당분이 없는 탄산수나 미네랄워터 역시 마음껏 마셔도 좋다. 레몬, 라임 등 달지 않은 과일의 과즙이 들어간 음료수도 마실 수 있다. 다만 결석이 있는 사람은 탄산수를 마시지 않는 편이 좋다.

술은 최대한 피해야 한다. 그래도 꼭 마셔야 한다면 소주, 위스키, 브랜디, 보드카 등 증류주를 추천한다. 증류주에는 당분이 없어서 그나마 다이어트에 영향을 덜 준다. 레드 와인을 마시고 싶다면 한두 잔 정도만 마시는 것이 좋다. 와인에는 꽤 많은 당분이 들어 있기 때문에 많이 마시면 곤란하다.

올리브오일, 코코넛 오일, 기 버터

요즘은 건강을 해치고 살찌게 만드는 질 나쁜 기름들이 슈퍼마켓의 진열대를 가득 채우고 있다. 그래서 좋은 지방을 골라 먹는 것만으로도 다이어트에 큰 도움이 된다. 가장 좋은 지방은 단연코 MCT 오일이다. MCT 오일을 먹으면 살이 잘 빠질 뿐만 아니라 몸이 따뜻해지고 기운도 많이 난다. 매일 10~15ml씩 꾸준히 챙겨 먹는 걸 추천한다. MCT 오일이 풍부한 코코넛 오일도 같은 효과를 낸다. 다이어트를 하지 않더라도 건강을 위해 MCT 오일 또는 코코넛 오일을 꼭 챙겨 먹도록 하자.

식용유로는 버터를 정제해서 만든 기 버터가 가장 좋다. 구입하기가 힘들다면 그냥 버터나 라드(돼지기름)를 사용해도 괜찮다. 버터는 방목해서 기른 소의 우유로 만든 제품을 골라

추천 지방	비추천 지방	나쁜 지방
동물성 지방(라드 등)	카놀라유	트랜스 지방
아보카도 오일	옥수수유	마가린
버터, 기 버터	면실유	쇼트닝
코코넛 오일	포도씨유	
올리브오일	땅콩기름	
마카다미아 오일	콩기름	
MCT 오일	해바라기유	

야 한다. 좋은 버터일수록 노란색이 선명하다. 식물성 기름은 대부분 불포화 지방이라 먹으면 안 된다. 먹을 수 있는 식물성 기름은 올리브오일, 아보카도 오일 등 단순 불포화 지방밖에 없다. 하지만 이 기름들은 조리용보다는 샐러드드레싱이나 나물을 무칠 때 사용해야 한다. 열에 노출되면 쉽게 산화되어 몸에 해로운 기름으로 변하기 때문이다.

견과류

당분이 없는 견과류는 다이어트 중에도 먹을 수 있다. 샐러드에 토핑으로 뿌려 먹거나 소스에 넣어서 먹을 수도 있다. 간식으로 견과류를 먹는 것은 별로 바람직하지 않다. 먹어도 그다지 만족스럽지 않을뿐더러 쓸데없이 칼로리만 늘리는 꼴이 되기 때문이다. 간식으로 먹을 때는 정해진 기준량을 초과하지 않도록 주의해야 한다.

추천 견과류	적당량은 OK	비추천 견과류
브라질너트 개암(헤이즐넛) 마카다미아 피칸, 호두	아몬드 연씨, 잣	호박씨, 해바라기씨 캐슈너트, 피스타치오 땅콩, 은행, 밤, 도토리 참깨, 검은깨, 들깨

가공식품을 고르는 요령

마트의 진열대를 가득 메우고 있는 가공식품을 보고 있으면 무얼 골라야 할지 망설여진다. 다이어트 중이라면 더더욱 그럴 것이다. 하지만 당황할 필요는 없다. 간단한 요령만 익히면 당신도 좋은 제품을 척척 고를 수 있다.

Step 1 영양 성분표의 내용을 먼저 확인하라

가공식품을 고를 때는 가장 먼저 영양 성분표를 확인해야 한다. 표에서 확인해야 할 내용은 ① 탄수화물의 양, ② 1회 제공량, 이 2가지다. 탄수화물은 당분+식이섬유인데, 표에 따로 식이섬유의 양이 적혀 있지 않다면 탄수화물 전체를 당분이라고 보면 된다. 탄수화물의 양이 적을수록 다이어트에 적합하며, 5g 이하인 제품을 고르면 좋다. 제공량도 눈여겨봐야 한다. 탄수화물의 양이 얼마 없어도 1회 제공량이 터무니없이 적다면 사실상 탄수화물이 많은 제품이기 때문이다.

사각어묵(350g) : 1회 제공량(30g)/총 12회 제공량

영양 성분 1회 제공량(30g)당 함량	영양소 기준치(%)*
열량 41Kcal	
탄수화물 3g	1%
당류 1g	0%
단백질 5g	9%
지방 1g	2%
포화 지방 0g	0%
트랜스 지방 0g	0%
콜레스테롤 5mg	2%
나트륨 220mg	11%

＊영양소 기준치(%): 1일 영양소 기준에 대한 비율

이 어묵 1회분에 들어 있는 탄수화물의 양은 3g이다. 식이섬유의 양이 따로 표시되어 있지 않으니 이 3g은 모두 당분으로 봐야 한다. 탄수화물이 5g을 넘지 않아 일단은 합격이다.

그러나 제공량을 보면 어이가 없어진다. 4장 들어 있는 사각어묵이 총 12회 제공량이다. 그러니 한 번에 3분의 1장 밖에 못 먹는다는 말이다. 어묵 1장만 먹어도 이미 9g이 되므로

사실상 먹을 수 없는 제품이다.

Step 2 성분 목록도 비교하라

탄수화물의 양을 확인했다면 그 다음은 재료를 살펴볼 차례다. 소시지, 베이컨, 어묵 등 육류나 생선이 주재료인 식품은 육류나 생선이 차지하는 비율을 확인할 필요가 있다. 콩 단백(대두단백), 글루텐 등 다른 재료가 많이 들어간 제품은 피해야 한다. 또 식품 첨가물이 너무 많은 제품도 선택하지 않는 것이 현명하다. 식품 첨가물은 유해한 화학 물질이나 건강에 해로운 재료로 만든 경우가 많기 때문이다.

육류 가공품인 두 제품을 비교해 보면 A는 육류가 70%(돼지고기 45%, 닭고기 25%)인 반면에 B는 93%로 훨씬 더 좋은

	A	B
원재료	돼지고기(국산) 45%, 닭고기(국산) 25%, 복합 스파이P[L-글루타민산나트륨(향미 증진제)], 대두 단백, 양파 엑기스, 정제 소금, 혼합제제(폴리인산나트륨, 피로인산나트륨, 메타인산나트륨), 카라기난, 혼합제제(주정, 구연산), 아질산나트륨(발색제), 소르빈산칼륨(보존료)	돼지고기(국산) 93%, 정제수, 정제 소금(국내산), 대두 분리 단백, 복합 시즈닝[L-글루타민산나트륨(향미 증진제)], 분리 대두 단백, 셀러리 분말YS, 난백 분말, 혼합 제제(폴리인산나트륨, 피로인산나트륨, 메타인산나트륨), 천연 색소, 콜라겐 케이싱

제품임을 알 수 있다. 다만 B에도 폴리인산나트륨, 피로인산나트륨, 메타인산나트륨, 셀러리 분말YS 등 알 수 없는 이름의 첨가물이 들어 있다는 점이 아쉽다.

* 같은 재료, 다른 이름

콩(대두)	옥수수	당분	글루텐
인공 향료	인공 향료	아가베 시럽	인공 향료
식물성 단백	콘밀	몰트 시럽	캐러멜 색소
대두 단백	옥수수유	결정 과당	덱스트린
대두 알부민	콘 스타치	덱스트린	향료
대두 레시틴	콘 스위트너	덱스트로스	가수 분해 밀 단백
안정제	덱스트린	단당류, 이당류,	말토덱스트린
타마리	덱스트로스	다당류	시즈닝
템페	식품 녹말	과당	천연 향료
조직 대두 단백 (TSP)	액상 과당(HFCS)	과일 주스 추출물	식물 녹말
가수 분해 대두 단백	말토덱스트린	글루코스	식물 단백
가수 분해 식물 단백 (HPP)	소르비톨	갈락토스	밀배아유
가수 분해 야채 단백 (HVP)	MSG	락토스	밀 단백
	천연 향료	말토덱스트린	
	식물검	말토스	
	식물성 녹말	리보스	
	잔탄검	솔검(시럽)	
	자일리톨	자일로스	
		당밀	

추천 가공식품 리스트

 몸에 좋은 재료로 정성껏 만든 음식에 비한다면 가공식품은 당연히 문제가 많은 음식이다. 그러나 매번 음식을 해 먹기가 힘든 사람은 그런 가공식품이라도 감지덕지할 수밖에 없다. 그렇다면 현실적인 대안은 그래도 좀 더 괜찮은 가공식품, 그러니까 몸에 나쁜 첨가물은 적게 들어가고 좋은 재료로 만들어진 제품을 골라 먹는 것이다. 이 추천 가공식품 리스트는 그런 관점에서 만들어졌다. 최고라고 할 수는 없지만 그래도 현실적인 최선의 제품을 골랐다는 말이다. 각각의 제품을 선택한 기준을 참고한다면 이 제품 말고도 숨어 있는 좋은 제품들을 스스로 찾아낼 수 있을 것이다.

소시지

좋은 소시지는 탄수화물의 함량이 적고 첨가물이 최소한으로 들어간 제품이다. 여기에 케이싱이 돈장이나 양장이라면 금상첨화. 일반적으로 많이 사용되는 콜라겐 케이싱에는 식물성 기름이 들어 있어 염증을 만들 수 있기 때문이다. 이 기준으로 본다면 다음의 2가지 제품이 추천할 만하다.

* 존쿡 델리미트 부어스첸

이 제품의 가장 큰 장점은 탄수화물이 거의 들어 있지 않다는 점이다. 1회 제공량인 2개에 들어 있는 탄수화물이 채 1g도 되지 않기 때문에 먹는 양이 많을 때도 덜 부담스럽다.

게다가 아질산나트륨, L-글루타민산나트륨, 녹말, 합성 보존료, 합성 착향료, 합성 착색료, 산화 방지제 등 소시지에 주로 들어가는 첨가물이 거의 들어 있지 않을 뿐만 아니라 국내산 무항생제 돼지고기를 재료로 하고 있다는 것도 큰 장점이다.

단 한 가지 아쉬운 점을 꼽으라면 콜라겐 케이싱을 사용했다는 것이다.

* CJ 더건강한 자연 재료 소시지

"집에 있는 재료들만 사용했어요!"라고 자신 있게 말하는 이 제품은 아질산나트륨 등의 첨가물 대신 소금, 후추, 양파, 너트메그 등으로 맛을 낸 소시지다.

탄수화물의 함량도 별로 높지 않다. 1회 제공량인 30g에 들어 있는 탄수화물이 1g밖에 되지 않아서 존쿡 델리미트 부어스첸보다 약간 많은 정도에 불과하다.

베이컨

베이컨은 덩어리 고기를 이용해서 만들기 때문에 당분이 별로 들어가지 않는다. 시판되는 제품의 대부분이 육류 비율이 95% 이상이므로 상대적으로 안심하고 먹어도 괜찮다. 다만 식품 첨가물이 너무 많이 들어간 제품은 피해야 한다. 시즈닝을 주사기로 고기에 주사하는 습염 방식이 아니라 소금을 겉에 뿌려서 염지를 하는 건염 방식으로 만든 제품을 선택하는 것이 현명하다.

* 존쿡 델리미트 컨츄리베이컨

전통 건염 방식으로 만들어진 베이컨으로 다른 제품들에 비해 첨가물이 적은 편이다. 다만 단맛을 내는 시즈닝 때문에 100g당 2g의 탄수화물이 들어 있다는 점이 아쉽다. 하지만 이 정도라면 부담스런 양은 아니므로 크게 신경 쓰지 않아도 괜찮다.

✻ 가율 삼겹 베이컨

셰프가 이름을 걸고 만들었다는 수제 베이컨으로 전통 건염 방식으로 염지해서 만든 제품이다. 후추, 정향, 월계수 잎 등 천연 향신료만 사용해서 양념을 했기 때문에 당분에 대한 걱정은 하지 않아도 된다. 그러다 보니 상대적으로 보존 기한이 짧다는 단점이 있다.

참치 캔

참치 캔에서 가장 중요한 부분은 당연히 참치의 품질일 것이다. 하지만 참치 캔에 사용되는 참치의 품질은 그다지 차이가 나지 않는다. 그래서 실제 제품을 선택할 때는 그보다는 캔을 채우고 있는 액체를 더 눈여겨봐야 한다. 참치 캔은 주로 기름으로 채워져 있는데 대부분의 제품에는 염증을 많이 만들 수 있는 카놀라유, 해바라기유 등 값싼 식물성 기름이 사용된다. 이런 기름으로 채워진 참치 캔이라면 반드시 기름을 최대한 빼고 먹어야 한다. 가장 좋은 제품은 물로 채워져 있는 참치 캔이다. 그런데 아쉽게도 물로 채워진 참치 캔 제품은 거의 없다. 고등어, 꽁치 등 다른 생선 통조림은 물로 채워진 제품이 대부분인데도 유독 참치 캔만은 이상하게도 물을 채운 제품을 찾아보기 힘들다. 물이 채워진 제품을 구입할 수 없다면 올리브오일처럼 그나마 질 좋은 기름이 들어 있는 제품을 선택하는 것이 바람직하다.

* 동원 라이트튜나 프리미엄

황다랑어로 만든 프리미엄 제품인 라이트튜나는 드물게 물로 채워져 있는 참치 제품이다. 양념이 조금 들어 있는 점이 아쉽지만 그 정도는 큰 문제가 되지 않는다. 영양 성분표에 탄수화물이 0g으로 표시되어 있으므로 양념의 양이 그렇게 많지 않다는 것을 알 수 있다. 프리미엄 제품이라 가격이 비싸다는 것이 단점이다.

* 웨이트로즈 알바코 참치

좋은 식품을 합리적인 가격으로 팔겠다는 철학을 가진 영국 웨이트로즈의 병조림 제품이다. 다른 식물성 기름에 비해 산화 스트레스가 덜한 엑스트라 버진 올리브오일로 채워져 있어 괜찮은 제품이라고 할 수 있다. 그러나 올리브오일이 빛에 노출되면 쉽게 산화될 수 있는데도 불투명한 병을 사용하지 않았다는 점이 아쉽다.

* 동원 황다랑어 뱃살참치, 황다랑어 올리브유 참치

이 두 제품 역시 올리브오일로 채워진 통조림이라 다른 식물성 기름이 들어 있는 제품보다는 나은 편이다.

그러나 이 제품들에 들어 있는 올리브오일은 정제 올리브오일로 이미 산화되었을 가능성이 크다. 이름만 올리브오일일 뿐 그다지 좋은 상태가 아닐 수 있다. 그래도 다른 식물성 기름이 들어 있는 제품들보다는 낫다. 만약 앞의 두 제품을 찾을 수 없다면 이 제품들이 차선책이 될 것이다.

닭 가슴살

대표적인 다이어트 음식인 닭 가슴살은 훈제나 구이, 수비드 등 다양한 형태의 제품이 출시되어 있다. 이들 제품 역시 베이컨처럼 겉에 양념만 더한 것이어서 당분에 대해 크게 걱정하지 않아도 된다. 다만 함께 제공되는 소스와 함께 먹는 것은 곤란하다. 소스에는 당분이 많이 들어 있을 가능성이 많기 때문이다. 한편 스테이크나 큐브 형태로 가공된 닭 가슴살 제품에는 녹말이 많이 들어 있으므로 가급적 먹지 않는 것이 좋다.

* 하림 자연실록 닭가슴살

닭 가슴살 캔 중에서는 하림 자연실록 닭가슴살을 추천한다. 친환경 닭 가슴살을 재료로 한 데다 첨가물도 전혀 들어 있지 않다는 장점까지 있다. 게다가 캔이 식물성 기름이 아니라 물로 채워져 있어서 더욱 추천할 만하다. 미리 사 두었다가 채소와 함께 샐러드를 만들어 먹으면 간단하게 한 끼를 해결할 수 있다.

어묵

베이컨이나 소시지에 비해 어묵에는 녹말이 더 많이 들어 있다. 녹말이 들어가야 사각형이나 둥근 모양을 쉽게 만들 수 있기 때문이다. 어묵의 주재료는 생선 살을 으깨서 만든 연육이다. 그래서 일반적으로는 연육의 비율이 높을수록 생선 살이 더 많이 들어 있는 좋은 제품이라고 할 수 있다. 그런데 문제는 연육 자체에도 녹말이 약간씩 들어 있다는 점이다. 연육의 비율이 높다고 해서 무조건 좋은 제품은 아니라는 말이다. 그래서 귀찮지만 영양 성분표의 탄수화물 항목을 꼼꼼히 확인하는 것이 좋다.

지금 시판되고 있는 어묵 제품은 가장 훌륭한 것이라도 상당한 양의 탄수화물이 들어 있다. 그러므로 어묵을 마음껏 먹는 것은 곤란하다. 한 끼에 섭취하는 탄수화물의 양을 생각해서 먹는 양을 결정해야 한다. 일반적으로는 한 끼당 탄수화물의 양은 10g을 넘지 않는 것이 좋다.

삼호 요리어묵보다는 못하지만 30g당 탄수화물이 4~5g 정도 들어 있는 제품들도 적당량 먹을 수 있다. 100g을 넘기지 않는다면 맛있는 식사를 하면서도 다이어트에 큰 부담이 되지 않는다. '겨우 100g?'이란 생각부터 들겠지만 어묵탕을 끓여 먹으면 의외로 상당히 만족스런 식사를 할 수 있다.

* 삼호 요리어묵

어묵 제품들 중에서 연육의 함량이 가장 높고 탄수화물도 적어서 가장 추천하는 제품이다. 1회 제공량인 30g에 들어 있는 탄수화물이 3g밖에 안 되므로 한 끼에 100g까지는 먹을 수 있다. 사각 어묵 한 장(80g)은 별 걱정 없이 먹어도 괜찮다.

맛살

맛살 역시 어묵처럼 생선 살이나 게살에 녹말을 넣어서 만든다. 그래서 어묵과 비슷한 음식이라고 보면 된다. 하지만 맛살은 어묵과 달리 튀기지 않기 때문에 샐러드에 곁들여 먹거나 간단하게 간식으로 먹을 수 있어 편리하다. 프리미엄 제품들은 탄수화물의 양이 10g당 1g 정도밖에 안 되므로 한 끼에 100g 정도는 먹을 수 있다. 다만 맛을 내기 위해 당분을 첨가한 제품이 많이 있기 때문에 너무 자주 먹는 것은 곤란하다. 동원 크래시앙은 60g인 맛살이 하나씩 포장되어 있어서 간식으로 먹을 때 편리하다. CJ의 더건강한 시리즈 제품은 다른 프리미엄 제품에 비해 탄수화물이 좀 더 들어 있지만 식품 첨가물을 줄였다는 것이 장점이다.

- **탄수화물의 양**
  - **크래시앙** 1개(60g)   6g
  - **크라비아** 3개(60g)   7.2g
  - **스노우연어** 3개(54g)   5.4g
  - **크래미** 3개(70g)   7g
  - **트윈크랩** 3개(70g)   8g
  - **빅크랩** 2개(72g)   7.5g

음료수

수분을 충분히 공급하고 싶다면 음료수보다는 물을 마시는 편이 좋다. 하지만 음료수를 꼭 먹고 싶다면 칼로리가 없는 제품인지 잘 살펴보고 선택해야 한다. 단맛이 별로 나지 않는데도 의외로 당분이 들어 있는 음료수가 많기 때문에 주의가 필요하다.

- **커피**

카페라테나 카푸치노 같은 커피 제품에는 반드시 당분이 들어 있다. 그래서 커피를 마시고 싶다면 무조건 블랙커피를 선택해야 한다. 그러나 블랙커피라도 설탕이 들어 있는 제품이 있으므로 주의해야 한다.

설탕이 들어 있지 않은 **롯데 칸타타 콜드브루 블랙, 맥심 티**

오피 에스프레소, 조지아 고티카 아로마 블랙은 안심하고 먹어도 괜찮다.

- 차

시중에는 아주 다양한 홍차, 녹차 음료가 판매되고 있다. 이 중에서 홍차나 밀크티 제품은 거의 다 당분이 들어 있으므로 먹으면 안 된다. 녹차 음료라도 당분이 들어 있을 가능성이 있기 때문에 주의가 필요하다. **남양 17차, 보성 녹차**는 안심하고 마셔도 좋다.

- 기타 음료수

옥수수나 옥수수수염, 헛개나무, 우엉 등 몸에 좋다고 알려진 재료들로 만들어진 음료 제품들도 다양하게 출시되어 있다. 마셔도 되는 제품인지 고민스럽겠지만 원칙적으로 칼로리가 없다면 재료에 관계없이 다 괜찮다.

- 탄산수

칼로리가 없는 탄산수 역시 마음 놓고 마실 수 있다. 레몬, 자몽, 라임 등 과일 향이 첨가된 제품이라도 상관없다. 다만 일부 탄산수 제품에는 당분이 첨가되어 있으므로 마시기 전에 칼로리가 없는지 반드시 확인해야 한다.

건어물, 견과류

간단한 술안주로 인기가 많은 건어물이나 견과류도 탄수화물이 적게 들어 있는 식품이다. 이들 제품은 대부분 조미가 되어 있어서 전체 무게의 5~10%는 설탕이나 조미료가 차지한다. 하지만 한 번에 먹는 양이 많지 않으므로 부담이 될 정도는 아니다. 다만 MSG나 소르빈산칼륨, 아세설팜칼륨 등 식품 첨가물이 많이 들어 있으므로 너무 자주 먹는 것은 곤란하다. 허니버터 오징어나 허니버터 아몬드처럼 단맛이 지나치게 강한 제품이나 땅콩이 들어 있는 제품은 피하는 것이 좋다.

버터, 오일

다이어트에 성공하려면 좋은 지방을 위주로 섭취해야 한다. 지방이 대사 작용을 활발하게 만들어 다이어트에 도움을 주기 때문이다. 값싼 식물성 지방은 쉽게 염증을 유발하므로 최대한 피하는 것이 좋다. 다이어트에 도움이 되는 지방은 버터, 올리브오일, 코코넛 오일, MCT 오일 등이다.

- 버터

좋은 버터는 풀을 뜯어 먹으며 자란 소에서 나온 우유로 만든 것이다. 목초지에 농약을 뿌리지 않은 유기농 인증을 받았다면 더욱 훌륭한 제품이다. 이런 버터에는 오메가 3, 베타카로틴, 비타민 A 등 몸에 좋은 성분들도 듬뿍 들어 있다. 또 깊은 풍미와 향이 있어 음식을 더욱 맛있게 만들어 준다.

버터는 굽거나 볶는 요리를 할 때 식용유로 사용하면 좋다. 열에 강한 편이어서 대부분의 요리에 편하게 사용할 수 있다. 하지만 튀김처럼 온도가 많이 올라가는 요리에는 적합하지 않다. 소스를 만들 때도 버터를 활용할 수 있다.

* 이즈니 버터

프랑스에서 권위 있는 AOP 인증을 받은 버터로, 프랑스 전통 방식으로 만들어지는 고급 제품이다. 명성만큼이나 뛰어난 풍미를 자랑한다.

* 루어팍 버터

덴마크에서 생산되는 루어팍 버터는 블라인드 테이스팅에서 수많은 유럽의 버터를 물리친 유명한 버터다. 버터의 재료인 크림을 잘 숙성시켜 만들기 때문에 섬세한 아로마 향이 특징이다.

✽ 앵커 버터

앵커 버터는 청정 지역으로 유명한 뉴질랜드에서 생산된다. 넓은 목초지에서 자유롭게 방목한 소의 우유로 만들어지며, 베타카로틴이 풍부해 진한 노란색을 띤다.

✽ 골든 천 버터

오스트레일리아에서 만들어지는 골든 천 버터 역시 방목한 소의 우유로 만든다. 홍콩의 유명 제과점에서 사용한다는 사실이 알려지면서 유명세를 탄 제품이다.

- **올리브오일**

올리브오일은 특유의 향 덕분에 샐러드드레싱이나 소스를 만드는 데 주로 사용된다. 하지만 열에 약해서 굽거나 볶는 요리용으로는 적당하지 않다. 열이 가해질수록 산화가 진행되어 몸에 해로운 기름으로 변하고 만다.

올리브오일은 제조 방식에 따라 압착 올리브오일, 정제 올리브오일, 혼합 올리브오일로 나뉜다. 압착 올리브오일은 압착한 뒤 걸러서 만드는데, 압착 횟수에 따라 엑스트라 버진, 버진, 퓨어 등으로 구분된다. 정제 올리브오일은 화학적 방법을 이용하여 짜낸 올리브오일로 이미 산화되었을 가능성이 크다. 압착 올리브오일과 정제 올리브오일을 섞은 것이 혼합 올리브오일이다.

가장 좋은 올리브오일은 냉압착(cold pressed) 올리브오일이다. 같은 압착 올리브오일이라도 기름을 더 많이 짜내기 위해 상당한 열을 가한 경우에는 냉압착이란 말을 붙일 수 없다. 아무리 압착 방식이라도 열이 가해지면 산화를 피할 수 없다. 그러므로 가능하면 냉압착 올리브오일을 선택하는 것이 가장 좋다. 냉압착 올리브오일을 구하기 힘들다면 일반 압착 올리브오일, 즉 엑스트라 버진 올리브오일을 선택하면 된다.

냉압착 올리브오일은 굉장히 고급 제품이라서 가격이 천차만별이다. 향미를 감안하여 자신에게 적당한 제품을 선택하면 되는데 추천하는 제품은 가성비가 뛰어난 커클랜드 냉압착 올리브오일이다.

* **커클랜드 올리브오일**
* **만토바 올리브오일**
* **라니에리 유기농 올리브오일**
* **베르데살루드 유기농 올리브오일**

• **코코넛 오일, MCT 오일**

코코넛 오일에는 중쇄 지방산(MCT 오일)이라는 포화 지방이 풍부하다. 중쇄 지방산은 체지방으로 잘 저장되지 않고 빠르게 에너지로 바뀌는 특징이 있다. 그래서 다이어터들 사이에서는 이미 몇 년 전부터 다이어트 식품으로 은근히 소문이 나 있다. 몸이 차갑고 체력이 약한 사람이 하루에 한두 스푼씩 먹으면 몸이 점점 따뜻해지고 기운도 늘어난다. 코코넛 오일 역시 올리브오일처럼 냉압착 방식의 엑스트라 버진 등급을 선택하는 것이 좋다. **누티바 코코넛 오일**을 추천한다.

MCT 오일은 코코넛이나 팜핵에서 중쇄 지방산만 추출한 제품이다. 화학적인 공정을 거쳐 만들어지므로 거부감이 들 수도 있겠지만 기본적으로는 자연적인 중쇄 지방산과 동일한 성분이다. 향이 강한 코코넛 오일이 잘 맞지 않는 사람이라면 향이 없는 MCT 오일이 좋은 대안이 될 수 있다. MCT 오일은 카프릴산(C8)의 함량이 높을수록 좋은 제품이다. 중쇄 지방산 중에서도 카프릴산이 가장 대사가 빠르기 때문에 다이어트에 더욱 도움이 된다.

마요네즈와 케첩

- **마요네즈**

마요네즈는 샐러드나 딥 소스를 만들 때 자주 사용된다. 본래 마요네즈는 지방과 달걀, 그리고 약간의 향신료만으로 만들기 때문에 당분이 전혀 없다. 그래서 다이어트에 안성맞춤인 소스다. 하지만 시판되는 제품에는 설탕이나 시럽, 꿀이 첨가된 제품이 대부분이므로 잘 살펴보고 구매해야 한다.

판매되는 마요네즈의 또 다른 문제는 주재료인 지방에 있다. 대부분의 마요네즈가 콩기름, 카놀라유, 포도씨유 등 값이 싼 식물성 기름으로 만들어지기 때문이다. 거의 100%라고 해도 과언이 아닐 정도다. 아무래도 가격을 낮춰야 하는 식품회사의 입장을 감안한다면 이런 경향은 쉽게 바뀌지 않을 것으로 보인다. 그래서 마요네즈는 직접 만들어 먹는 것이 가장 좋다. 만드는 방법이 의외로 간단하므로 유튜브를 참고해서 한 번쯤 시도해 보길 권한다.

마요네즈를 사 먹는다면 최대한 당분이 없는 제품을 선택해야 한다. 그런 면에서 가장 추천하는 제품은 우드스탁 유기농 마요네즈다. 이 마요네즈를 구입하기 힘들다면 아래의 제품들 중에서 적당한 것을 고르면 된다.

* 우드스탁 유기농 마요네즈
* 하인즈 오리지널 마요네즈
* 청정원 유기농 마요네즈
* 오뚜기 올리브유 마요네즈

· 케첩

케첩 역시 마요네즈만큼이나 자주 사용되는 소스다. 케첩은 토마토가 주재료이기 때문에 당연히 당분이 들어 있다. 하지만 한 번에 먹는 양이 그렇게 많지는 않아서 그다지 문제가 되지는 않는다. 설탕이나 시럽, 녹말이 많이 들어가지 않은 제품을 선택한다면 적당히 먹어도 괜찮다.

들어 있는 당분의 양을 기준으로 할 때 가장 추천하는 제품은 쯔베르겐비제 유기농 어린이 케첩이다. 뵤도 유기농 토마토케첩이나 써 켄싱턴 유기농 클래식 케첩 역시 좋은 제품이다. 이 제품들에 들어 있는 당분은 100g당 18~19g으로 우리나라의 대다수 제품(100g당 29g)과 비교한다면 차이가 많이 난다.

* 쯔베르겐비제 유기농 어린이 케첩
* 뵤도 유기농 토마토케첩
* 써 켄싱턴 유기농 클래식 케첩

핫바, 소시지바

편의점에서 쉽게 구입할 수 있는 핫바나 소시지바는 간단하게 한 끼를 먹어야 할 때 편리한 음식이다. 하지만 핫바는 어묵의 일종이라서 당분이 많이 들어 있는 편이다. 다이어트 중에는 가급적 먹지 않는 것이 좋다. 그래도 어쩔 수 없이 먹어야겠다면 당분의 양이 적은 제품을 선택해야 한다. 소시지바는 6g, 핫바는 9g 이하인 제품이라면 하나 정도는 먹어도 괜찮다.

* 새참바 (9g)
* 빅후랑크 청양고추 (6g)
* 즐겨바 (7g)
* 톡소시지 (4.7g)
* 빅후랑크 (3g)
* 의성마늘후랑크 (6g)

요구르트

원칙적으로 다이어트 초기 3주 동안은 유제품을 먹지 않는 편이 좋다. 유제품에 알레르기가 없는 사람은 3주가 지난 뒤부터 먹을 수 있다. 시중에서 판매되는 요구르트는 마시는 타입과 떠먹는 타입의 2가지 요구르트가 있다. 이 중에서 마시는 요구르트는 설탕물이라고 해도 좋을 만큼 많은 양의 당분이 들어 있다. 가장 작은 크기인 65ml의 요구르트에 들어 있는 당분이 9g 정도로, 같은 용량의 콜라(7.5g)를 웃도는 엄청난 양이다. 그러므로 마시는 요구르트는 절대 먹지 않도록 한다. 떠먹는 요구르트 중에는 당분이 그렇게 많지 않은 제품이 여러 개 있다. 100g당 당분이 5g을 초과하지 않는 제품이라면 합격이다.

* 상하목장 유기농 요구르트 플레인
* 피코크 유기농 요구르트 플레인

(두 제품 모두 100g당 당분이 4.5g밖에 들어 있지 않은 좋은 제품이다.)

치즈

치즈 역시 유제품이므로 다이어트 초기 3주 동안에는 먹지 말아야 한다. 유제품에 알레르기가 없다면 3주가 지난 뒤에 조금씩 먹어도 괜찮다. 다만 가공 치즈나 과일이 들어 있는 치즈는 피해야 한다. 낱장으로 포장된 슬라이스 치즈나 포션 치즈 중에 이런 제품들이 많이 있으므로 선택할 때 주의가 필요하다.

전통적인 치즈 중에서 고른다면 파르미지아노 레지아노와 체더치즈를 추천한다. 파르미지아노 레지아노는 산뜻한 맛과 바삭한 식감이 있어서 샐러드에 뿌려 먹으면 잘 어울린다. 치즈를 잘라서 몇 조각 씹어 먹는 경우라면 체더치즈가 적당하다. 너무 짠 치즈가 싫다면 카망베르나 브리치즈를 추천한다.

* 파르미지아노 레지아노
* 숙성 체더치즈
* 까망베르치즈
* 브리치즈

스트링 치즈나 큐브 치즈는 낱개로 포장되어 있어 간식으로 활용할 때 편리하다. 최근에는 우리나라에서도 질이 좋은 치즈를 많이 생산하고 있어서 선택의 폭이 아주 넓어졌다. 당분이 거의 들어 있지 않은 제품들도 많이 있으므로 자신의 입맛에 맞는 제품을 고르면 된다.

* 덴마크 인포켓치즈 오리지널
* 덴마크 인포켓치즈 체다
* 리얼 스트링 치즈
* 상하 스트링 치즈
* 임실 스트링 치즈
* 프리고 치즈헤드 스트링
* 체다 큐브 치즈
* 에담 큐브 치즈

(위 제품들은 당분이 거의 들어 있지 않다.)

치킨 스톡

국을 끓일 때 육수를 사용하면 대충 끓여도 깊은 맛이 나는 훌륭한 요리가 된다. 개인적으로는 2가지 정도의 국물 육수만 있다면 다양한 국물 요리를 만드는 데 충분하다고 생각한다. 추천하는 육수는 다시마 국물과 치킨 스톡(닭 육수)이다. 다시마 육수는 우려낼 필요 없이 잘 씻은 다시마를 차가운 물에 20분 정도만 담가 두면 만들 수 있으므로 굳이 따로 구입하지 않아도 된다. 달걀찜, 어묵탕, 미역국 등을 끓일 때 활용하면 좋다.

고기 맛을 살리고 싶다면 치킨 스톡이 안성맞춤이다. 김치찌개든 된장국이든 요리에 관계없이 치킨 스톡을 넣으면 재료가 좀 부실해도 상당히 괜찮은 국물 맛을 낼 수 있다. 치킨 스톡은 닭뼈와 고기, 닭발 등을 넣고 오랜 시간 끓여야 하기 때문에 직접 만들기보다는 구입해서 사용하는 쪽이 편리하다. 큐브 형태의 고형 치킨 스톡에는 녹말이 많이 들어가므로 피해야 한다.

가장 추천하는 제품은 **올계 유기농 치킨 스톡**이다. 유기농 닭고기와 약간의 허브로만 만들어서 당분이 전혀 없는 데다 가격까지 저렴해서 사 두면 국물 요리를 할 때 정말 요긴하게 쓸 수 있다.

부록

당질에 대한 상식과
다이어트를 위한 식단 제안

1. 당질, 제대로 알아보자!

흔히 다이어트를 할 때는 탄수화물을 끊어야 한다고 말한다. 맞는 말이다. 하지만 좀 더 정확하게 이해할 필요가 있다. 왜냐하면 정말 신경 써야 하는 건 탄수화물 전체가 아니라 당질이기 때문이다. 당질은 지방 배터리 대신 당분 배터리를 활성화할 가능성이 많다. 게다가 주체할 수 없는 식욕의 원인이 되기도 한다. 그러므로 당질을 잘 알아야 다이어트의 성공에 한 걸음 더 가까워진다.

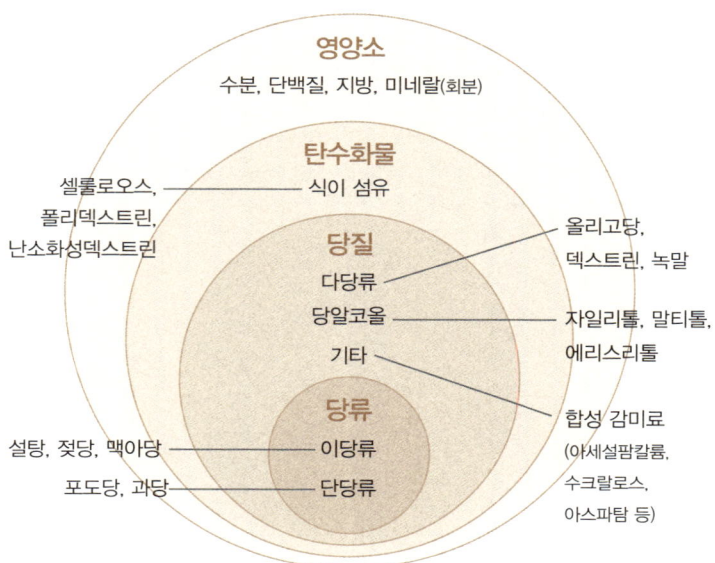

우리가 먹는 음식, 즉 영양소에서 수분, 단백질, 지방, 미네랄을 빼면 탄수화물이 남는다.

영양소 = 탄수화물 + 수분, 단백질, 지방, 미네랄

그리고 탄수화물은 다시 식이 섬유와 당질로 나뉜다.

탄수화물 = 식이 섬유 + 당질

식이 섬유는 우리 몸이 소화시킬 수 없는 탄수화물을 말한다. 그래서 다이어트 중에 먹어도 괜찮다. 하지만 당질은 몸속에서 소화되어 포도당으로 변한다. 본문에서 말한 것처럼 많은 양의 포도당이 몸속에 들어오면 지방 배터리는 꺼지고 당분 배터리가 켜진다. 그러므로 다이어트 중에 가장 신경 써야 할 부분이 바로 이 당질의 양이다.

당질의 종류

- **단당류, 이당류, 다당류** 포도당이 하나 또는 여러 개가 결합되어 만들어진 당질. 다이어트에 가장 직접적인 영향을 주는 영양소다.
- **당알코올** 단맛이 나는 알코올. 주로 발효를 통해 만들어지며 섭취량의 일부분만 몸속에서 사용된다.

- **합성 감미료** 단맛이 나는 인공 감미료. 건강에 좋지 않으므로 먹지 않는 것이 좋다.

다이어트 중에는 당질의 양이 하루 동안 섭취하는 칼로리의 20%를 넘지 않아야 한다. 예를 들어 1200kcal 정도의 일반적인 식단이라면 당질이 240kcal를 넘으면 곤란하다. 이것을 무게로 환산하면 60g으로 밥 4분의 3공기에 해당한다. 하지만 밥을 이만큼씩 먹으면 안 된다. 밥 이외에도 다른 당질을 약간씩은 먹을 가능성이 많기 때문이다. 사실상 하루 동안 먹을 수 있는 밥은 반 공기 정도에 불과하다. 당질은 한 끼에 20g이 넘지 않도록 주의하고, 만약 당질이 많은 음식이 너무 먹고 싶다면 되도록 활동량이 많은 낮 시간에 먹도록 하라.

자주 먹는 음식의 당질 양

> 아니, 당질이 이렇게 많아?

즉석밥(흰쌀밥) 1개	68g	샌드위치 1인분	39g
즉석밥(현미밥) 1개	66g	편의점 도시락 1인분	100g
즉석밥(흑미밥) 1개	71g	카레라이스	130g
라면 1봉지	79g	짜장면	133g
컵라면 1개	47g	짬뽕	110g
군만두 2개	17g	우동	74g
호빵 1개	45g	돈가스	41g
삼각김밥 1개	35g	햄버거	96g
식빵 2장	15g	피자 1조각	48g
단팥빵 1개	53g	사과 1개(220g)	27g
슈크림빵 1개	42g	바나나 1개(160g)	23g
모닝롤 1개	31g	고구마 1개(75g)	23g
크루아상 1개	36g		

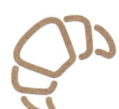

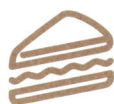

2. 좋은 지방을 골라 먹자!

 호르몬 다이어트에서는 지방을 잘 챙겨 먹는 걸 권한다. 포만감을 주고 호르몬을 만들며 몸을 따뜻하게 만들어 주는 역할도 하기 때문이다. 그러므로 지방을 적절하게 먹는 것이 다이어트 성공의 필수 조건이다. 하지만 모든 지방이 다 이런 역할을 하는 건 아니다. 어떤 지방은 그와 반대로 살찌게 만들고 건강을 해친다. 먹을수록 다이어트에 독이 되는 것이다. 따라서 다이어트에 성공하려면 먼저 좋은 지방이 무엇인지부터 알 필요가 있다.

 지방은 지방산들이 모여서 만들어진다. 그리고 지방산은 포화 지방산과 불포화 지방산으로 나뉜다. 우리가 먹는 지방들은 이런 지방산들이 섞여 있는 형태다. 어떤 지방에는 포화 지방산이 풍부하고 또 어떤 지방에는 불포화 지방산이 풍부하다. 그래서 보통은 포화 지방산이 풍부한 지방을 포화 지방, 불포화 지방산이 풍부한 지방을 불포화 지방이라고 부른다.

포화 지방

 포화 지방은 산화가 잘 되지 않는 지방이다. 그래서 몸속에서 염증을 만들 가능성이 적다. 또 열에도 강하기 때문에 조리용 기름으로도 적당하다. 버터, 코코넛 오일, MCT 오일이 여기에 속한다.

오염되지 않은 좋은 포화 지방은 다이어트에 도움이 된다. 풀을 뜯어 먹고 자란 소의 우유로 만든 버터나 냉압착 방식으로 추출한 코코넛 오일을 추천한다.

불포화 지방

우리가 먹고 있는 식용유의 대부분은 불포화 지방이다. 불포화 지방은 산화가 잘 되는 지방이다. 분자 구조에 이중 결합이 있기 때문이다. 이중 결합이 많으면 산화가 더욱 활발하게 이루어진다고 할 수 있다. 그래서 불포화 지방을 이중 결합의 개수에 따라 다시 단일 불포화 지방과 복합 불포화 지방으로 나눈다.

• 단일 불포화 지방

단일 불포화 지방은 하나의 이중 결합을 가진 지방이다. 콜레스테롤 수치를 개선해 건강에 도움이 되는 지방으로 알려져 있다. 올리브오일이 여기에 속한다. 올리브오일의 73%가 단일 불포화 지방이다. 산화가 되지 않도록 보관만 잘 한다면 먹어도 좋은 지방이다. 믿기 어렵겠지만 라드(돼지기름, 돈지) 역시 불포화 지방이 풍부하다. 라드의 41%는 불포화 지방이다. 냉압착 올리브오일과 무항생제 돼지고기로 만든 라드를 추천한다. 단일 불포화 지방은 산화에 약하므로 너무 오랫동안 열을 받는 요리에는 적합하지 않다.

- **복합 불포화 지방**

 복합 불포화 지방은 여러 개의 이중 결합을 가지고 있어서 굉장히 산화되기 쉽다. 그래서 대부분의 복합 불포화 지방은 최대한 피하는 것이 좋다. 다이어트 기간이 아니더라도 말이다. 복합 불포화 지방은 다시 오메가 6와 오메가 3로 나뉜다.

오메가 6

 우리가 평소에 사용하는 식용유는 대부분 오메가 6에 속한다. 식물성 기름에 오메가 6가 풍부하기 때문이다. 콩기름, 옥수수유, 해바라기유 등 쉽게 접하는 식용유는 전부 오메가 6라고 생각하면 된다. 그런데 문제는 오메가 6가 쉽게 염증을 만든다는 데 있다. 많이 먹으면 피부 트러블이나 알레르기가 생길 가능성이 많다. 건강을 위해서라도 최대한 먹지 않는 것이 좋다.

오메가 3

 오메가 3는 뇌에 도움이 된다고 알려져 있다. 필요한 양만큼 우리 몸이 합성하지 못하기 때문에 음식으로 섭취해야 한다. 오메가 3가 풍부한 음식은 등 푸른 생선이다. 기름기가 많은 생선에 오메가 3가 많이 들어 있다. 고등어, 꽁치, 정어리, 연어, 참치 등의 생선을 자주 먹으면 좋다. 오메가 3 영양제를 챙겨 먹어도 된다. 크릴새우나 작은 멸치에서 추출한 오메가 3 영양제를 추천한다.

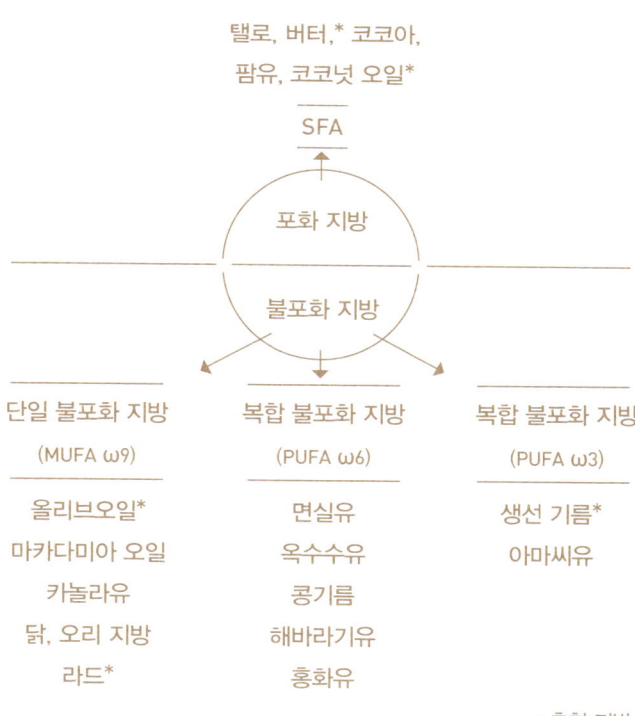

* 추천 지방

- **추천 지방**

포화 지방 버터, 코코넛 오일, MCT 오일
불포화 지방 올리브오일, 라드, 생선 기름

3. 요리 기본 상식

필요한 도구

기본적인 조리 도구 외에 있으면 좋은 도구들만 나열한다.

• 전기 오븐

바쁠 때는 불 앞에 서 있어야 하는 시간도 아쉬울 때가 많다. 그럴 때 전기 오븐이 있으면 정말 요긴하게 쓸 수 있다. 고기나 소시지 등을 넣고 타이머만 설정하면 쉽게 구울 수 있다. 음식을 데워 먹을 때도 아주 편리하다. 특히 생선처럼 냄새가 많이 나고 굽기 귀찮은 재료를 요리할 때 쓸모가 많다. 집중 다이어트가 끝나고 치즈를 먹을 수 있는 시기에는 필수 제품이다. 그라탱, 프리타타, 피자, 빵, 케이크 등 간단하고 맛있는 오븐 요리의 세계가 펼쳐진다. 그렇다고 기능이 많은 고가의 제품이 필요하진 않다. 10만 원대의 저가형 오븐이라도 충분하다. 요리에 관심이 생겼다면 구매하길 권한다.

• 계량 도구

시중에 나와 있는 요리책의 레시피는 모두 계량 도구를 기준으로 설명되어 있다. 어림짐작으로 어찌어찌해 나갈 수도 있겠지만 아무래도 맛에 차이가 날 수밖에 없다. 그러므로 계량 도구는 되도록 구비하는 것이 좋다. 기본적인 계량 도구는 저울, 계량컵, 계량스푼이다. 다이소에서 파는 저렴한 제품이라도 상관없다.

- **믹싱 볼, 스패출러**

볼은 재료에 양념을 버무리거나 손질한 재료를 담아 두는 용도로 사용한다. 적당한 크기의 그릇으로 대체해도 되긴 하지만 있으면 의외로 편리하다. 스테인리스로 된 저렴한 제품을 구입하면 된다.

스패출러는 주걱의 일종으로 베이킹을 해 본 사람이라면 친숙한 도구일 것이다. 하지만 조리를 할 때도 굉장히 요긴하게 쓰인다. 스크램블을 하거나 볶는 요리를 할 때 스패출러만큼 편리한 도구가 없다. 또 그릇에 묻은 양념을 긁어낼 때도 편리하다. 실리콘 재질의 제품을 구입하면 된다.

- **푸드 프로세서**

푸드 프로세서(분쇄기)는 재료를 잘게 자르거나 다지거나 혼합하는 데 사용한다. 마늘, 생강, 양파, 피망, 고기 등을 직접 다지는 것에 비한다면 정말 편리한 도구다. 덤으로 시간까지 단축시켜 준다. 튀김옷에 쓸 견과류를 다질 때도 요긴하게 쓰인다. 또 페스토, 페이스트, 마요네즈, 케첩 등을 만들 때는 반드시 있어야 하는 도구다. 제대로 된 푸드 프로세서는 상당히 비싸다. 하지만 간단한 요리를 하는 데 그런 고가의 도구는 필요하지 않다. 4만 원 정도면 구입할 수 있는 켄우드사의 미니 분쇄기를 추천한다.

- 스파이럴라이저

다이어트를 하다 보면 면 요리가 그리울 때가 자주 있다. 곤약면을 먹을 수도 있지만 매번 같은 것만 먹다 보면 질리는 걸 피할 수 없다. 이때 스파이럴라이저가 있으면 요긴하다. 스파이럴라이저는 당근, 오이, 호박 같은 채소를 면 모양으로 만들어 주는 채칼의 일종이다. 이렇게 만든 채소 면을 살짝 볶거나 삶아서 조리하면 된다. 면 요리를 좋아하는 사람이라면 쓸모가 많을 것이다. 일단은 저렴한 핸드 스파이럴라이저를 구입해서 사용해 보길 추천한다.

- 치즈 강판

피자나 샐러드에 토핑할 치즈를 갈아 주는 강판이다. 치즈를 먹을 수 있는 시기에는 사용할 일이 많다. 또 고기에 향과 맛을 내기 위해 자주 사용되는 레몬 제스트를 만들 때도 필요하다.

기본양념

- 소금

소금은 굵은소금과 고운 소금 2가지가 있다. 굵은소금은 절임이나 채소를 데칠 때 사용하고 고운 소금은 간을 맞출 때 사용한다. 천일염이나 히말라야 핑크 소금을 추천한다.

생선을 미리 굵은소금으로 절이면 비린내가 빠진다. 또 생선살이 단단해져서 구울 때 잘 부서지지 않는 장점도 있다. 그러므로 굽기 20분 전에 소금을 미리 뿌려 두는 것이 좋다. 소금의 양이 너무 적으면 오히려 살이 물러지게 된다. 적당한 소금의 양은 생선 무게의 2% 정도다. 절여 둔 생선은 굽기 전에 소금을 털어 내고 키친타월로 물기를 제거한다. 고기는 냄새가 적고 단단해지면 맛이 없기 때문에 굽기 직전에 소금을 뿌린다.

소금 1t는 약 5.5g, 1T는 17g이며, 간장의 짠맛은 소금의 약 5분의 1 정도다.

- **향신료**

가장 기본적인 향신료는 마늘, 생강, 고춧가루다. 약방의 감초처럼 양념할 때 거의 대부분 쓰인다. 생강은 가루로 된 제품을 구입해도 좋다. 겨자는 소시지나 연어 요리에 잘 어울린다. 홀그레인 머스터드를 구입하면 된다. 육류 요리에는 후추가 자주 사용된다. 그라인더가 부착된 통후추 제품을 구입하는 것이 편리하다.

허브 중에서는 바질, 파슬리, 월계수 잎이 자주 사용된다. 샐러드에는 바질, 구이에는 파슬리, 국물 요리에는 월계수 잎을 넣어 주면 풍미가 훨씬 좋아진다.

- **육수와 소스**

　미리 준비된 육수와 소스가 있다면 쉽게 요리의 맛을 낼 수 있다. 육수를 만들기 위한 기본 재료는 다시마, 표고버섯, 가츠오부시다. 닭 육수는 직접 만들기 번거로우므로 구입해 두는 것이 좋다.

기본 육수와 소스 레시피

* 다시마 육수

> 물 1000ml, 다시마 10g , 가츠오부시 20g

❶ 다시마는 행주로 표면을 닦아 낸다(다시마 표면의 흰 가루는 감칠맛을 내는 성분이므로 물로 씻지 않도록 주의!).
❷ 냄비에 물과 다시마를 넣고 4시간 정도 불린 후 중불로 가열한다.
❸ 냄비 바닥에서 작은 기포가 보글보글 올라오면 다시마를 건져 내고 거품도 걷어 낸다.
❹ 가츠오부시를 넣고 강불로 10~20초 정도 끓인 후 불을 끄고 가츠오부시가 물에 완전히 잠길 때까지 몇 분간 기다린다
(너무 오래 끓이거나 젓가락으로 저으면 국물 맛이 나빠지므로 주의!).
❺ 키친타월을 깔아 둔 체에 거른다.

* 맛간장

> 말린 표고버섯 3개, 다시마 5x5cm 1장, 가츠오부시 8g,
> 간장 500ml, 청주 150ml

❶ 재료를 모두 섞어서 하룻밤 재운다.
❷ 재워 둔 재료를 냄비에 넣고 중불로 끓이기 시작한다. 거품을 걷어 내면서 한번 부글부글 끓인 후에 약불로 줄여 10분 정도 더 끓인다.
❸ 식힌 간장을 걸러서 보관할 그릇에 담으면 완성.
* 거르고 남은 재료들에 물 600ml를 넣고 10분 정도 끓이면 맛있는 육수로 사용 가능.

* 비네그레트 드레싱

> 올리브오일 3T, 식초 2T, 마요네즈 2T,
> 마늘 1쪽, 소금 1/3t, 후추 약간

❶ 올리브오일, 식초, 소금, 후추를 넣고 잘 섞는다.
❷ 다진 마늘, 마요네즈를 넣고 크림 형태가 될 때까지 섞어 준다.

＊ 양파 드레싱

> 양파 큰 것 1개,
> 식초 100ml, 올리브오일 100ml, 소금 1/2t, 후추 약간

❶ 양파의 절반은 잘게 썰고 나머지 절반은 강판에 간다.
❷ 양파에 식초, 소금, 후추를 넣고 잘 섞은 후에 올리브오일을 붓는다.

＊ 향미 소스

> 마늘 2쪽, 생강 1t, 대파 5cm, 홍고추 2개,
> 청주 4T, 간장 4T, 식초 3T

❶ 마늘, 생강, 대파는 다지고 홍고추는 반으로 자른 후 씨를 제거한다.
❷ ❶에서 준비한 양념과 청주, 간장, 식초를 잘 섞어서 냉장고에 보관한다.
❸ 소스를 사용할 때는 뜨겁게 데운 올리브오일 1~2T를 소스에 부어 향을 더 풍부하게 만들어서 먹는다.

4. 식단 구성

대부분의 다이어트 책에서는 화려한 조리법과 식단을 말한다. 보기에는 훌륭하지만 실제로 따라 하기는 굉장히 힘들다. 바쁜 일상에서 매번 요리를 해 먹을 수 있는 사람이 얼마나 되겠는가? 아무래도 다이어트 식단은 간편한 쪽이 좋다. 그래서 호르몬 다이어트에서는 아침은 최대한 간편한 음식이나 국으로 먹는 걸 추천한다. 또 점심은 외부에서 사 먹을 일이 많으므로 조리하는 데 시간이 걸리는 메뉴는 저녁에 해 먹는 것이 합리적이다. 이런 원칙을 정리하면 다음과 같다.

- **아침**

국 한번 만들어서 2~3일 동안 먹는다.

달걀 프라이, 찜, 스크램블 등 빠르게 만들 수 있다는 장점이 있다. 소시지나 베이컨을 곁들이면 한 끼 식사로 손색이 없다.

기본 반찬 조림이나 페이스트 형태로 꺼내 먹기만 하면 되게끔 간편한 음식 몇 가지를 미리 만들어 둔다.

- **점심**

고기나 생선이 포함된 메뉴라면 대개는 좋은 선택이다. 삼계탕, 샤브샤브, 생선구이 정식, 보쌈 정식, 갈비탕, 설렁탕, 대구탕, 생태

찌개 등을 추천한다. 제육볶음이나 불고기처럼 양념이 많이 된 메뉴는 피해야 한다.

- **저녁**

일과를 마치고 여유가 있는 저녁에는 직접 조리해서 먹는 걸 추천한다. 직접 만들다 보면 어떤 음식이 좋은지 더 정확하게 알게 된다. 게다가 다양한 음식을 먹는 즐거움까지 누릴 수 있다. 하지만 조리법이 너무 어려운 메뉴는 곤란하다. 해 먹기가 어려우면 아무래도 계속해 나가기 힘들기 때문이다. 구이나 볶음처럼 가급적 조리법이 간단한 메뉴를 골라라.

• 1주일간의 식단 샘플

	아침	점심	저녁
월	돼지고기 된장국	삼계탕*	닭 다리살 수육, 과카몰레
화	돼지고기 된장국	샤브샤브*	연어 데리야키, 오이피클
수	버섯 수프, 달걀 장조림	생선구이 정식*	소고기 버섯구이, 샐러드
목	버섯 수프, 굴조림	보쌈 정식*	마카다미아 슈림프, 참치 양파 페이스트
금	배추 수프	갈비탕*	돼지고기 가지볶음
토	배추 수프	닭 가슴살볶음	대파 돼지고기찜
일	과카몰레, 오믈렛	토마토 달걀볶음	돼지고기 생강구이, 대파 마리네이드

*표시는 외식 메뉴

기본 반찬 간단 레시피

* 오이피클

> 오이 3개, 소금 1/3t
> 담금액(통후추 8개, 펜넬 씨앗 1.5t,
> 식초 100ml, 물 100ml, 청주 50ml, 소금 1/3t)

❶ 오이는 길이 방향으로 2등분, 가로로 2등분을 하여 4조각으로 만든다. 전체적으로 소금을 뿌려서 10분간 절인 후에 키친타월로 수분을 닦아 낸 다음 용기에 담는다.
❷ 담금액 재료를 작은 냄비에 넣고 중불로 한소끔 끓인 후에 오이를 담은 용기에 붓고 냉장고에 2~3일 보관했다가 먹는다.

* 참치 양파 페이스트

> 참치 캔(150g) 1개, 양파 1/4개, 오이피클 40g,
> 올리브오일 30ml, 식초 15ml, 후추 약간

❶ 참치는 체에 밭쳐서 기름을 뺀다.
❷ 양파는 잘게 썰어서 물에 5분 정도 담가 두었다가 키친타월

로 감싸서 물기를 뺀다. 오이피클은 3등분으로 자른다.
❸ 분쇄기에 재료를 모두 넣고 곱게 갈아 준다.

* **과카몰레**(2인분)

> 아보카도 2개, 양파 슬라이스 2개, 마늘 2쪽, 토마토 1/2개,
> 올리브오일 2t, 레몬즙 2T, 소금·후추 적당량

❶ 1cm 두께로 자른 양파 슬라이스 2개를 준비한다. 양파 슬라이스의 양쪽 면에 올리브오일을 바르고 프라이팬에 양쪽 모두 노릇해지도록 굽는다. 다 구워진 양파는 다지듯 채썰기를 한다.
❷ 토마토는 씨와 속을 파내고 양파와 비슷한 크기로 채썰기를 한다. 아보카도는 씨를 빼고 껍질을 벗긴다.
❸ 커다란 볼에 양파, 토마토, 아보카도, 마늘, 레몬즙을 넣고 소금, 후추로 간을 해 으깨면서 섞어 준다. 매콤한 것을 좋아하면 고춧가루를 적당량 넣어도 좋다.

* 굴조림

> 굴 12개, 무(갈은 것) 200ml, 마늘 1쪽,
> 소금 2/3t, 청주 100ml, 올리브오일 100ml

① 굴은 갈아 놓은 무로 비벼서 씻은 후에 흐르는 물에 헹구고 키친타월로 물기를 제거한다.
② 냄비에 굴과 다진 마늘, 소금, 청주, 올리브오일을 넣고 중불로 끓인다.
③ 끓기 시작하면 약한 불로 줄인 후에 뚜껑을 덮고 약 10분간 끓인다.
④ 식으면 그대로 먹거나 냉장고에 보관해 뒀다가 먹는다.

* 대파 마리네이드

> 대파 3뿌리, 마늘 1쪽,
> 소금 1t, 청주 150ml, 올리브오일 50ml

① 대파는 4cm 길이로 자른다.
② 냄비에 파와 소금, 다진 마늘, 청주, 올리브오일을 넣고 중불로 끓이기 시작한다.

❸ 끓기 시작하면 약불로 줄이고 뚜껑을 덮은 채로 약 12분간 끓인다.
❹ 식으면 그대로 먹거나 냉장고에 보관해 뒀다가 먹는다.

* 메추리알 장조림

> 메추리알 10개, 홍고추 1/2개,
> 물 150ml, 간장 50ml, 청주 30ml, 소금 1/3t

❶ 메추리알을 제외한 나머지 재료들을 모두 냄비에 넣고 중불로 한소끔 끓인다.
❷ 용기에 메추리알과 끓인 간장을 넣고 냉장고에 2~3일 보관했다가 먹는다.

* 달걀 장조림

> 달걀 필요한 만큼
> 양념간장(간장, 청주를 2 : 1의 비율로 섞는다. 단맛을 좋아하면 스테비아나 에리스리톨을 추가해도 좋다.)

❶ 달걀은 미리 냉장고에서 꺼내서 상온과 같아지도록 놔둔다.

❷ 냄비에 달걀을 넣고 팔팔 끓는 물을 부은 후 곧바로 강한 불로 끓인다. 물이 끓기 시작한 시간부터 6분 30초간 삶는다.
❸ 삶은 달걀은 흐르는 물로 적당히 식힌 후에 다시 얼음물에 넣고 식힌다.
❹ 껍데기를 벗긴 달걀에 양념간장을 붓고 12시간 이상 담가두면 완성.

아침 식단 간단 레시피

✱ 배추 수프 (3인분)

배추 1/2개, 말린 표고버섯 25g, 삼겹살(구이용) 250g,
닭 다리살 250g, 물 700ml, 청주 100ml

❶ 냄비에 물과 청주를 붓고 4등분한 표고버섯을 넣어 10분 정도 국물을 우려낸다.
❷ 배추는 잎 부분과 아래의 흰 부분으로 2등분 하고, 삼겹살은 6~7cm 길이, 닭 다리살은 한입 크기로 자른다.
❸ 2등분한 배추 중에서 아래쪽의 흰 부분을 듬성듬성 썰어서 냄비에 넣고 강한 불로 끓이기 시작한다.

❹ 물이 끓으면 준비해 둔 고기를 넣고, 그 위에 남아 있는 배추를 썰어서 얹은 다음 뚜껑을 덮고 30분 정도 푹 끓이면 완성.

❺ 그릇에 적당량을 덜어서 입맛에 맞게 소금, 후추, 고춧가루를 넣어서 먹는다.

* 수프에 곤약면을 넣어서 먹고 싶다면 4의 과정에서 마지막에 곤약면을 넣고 한소끔 더 끓인다.

* 버섯 수프(3인분)

> 표고버섯 8개, 팽이버섯 한 봉지, 백만송이버섯 50g,
> 마늘 2쪽, 다시마 8x8cm,
> 물 600ml, 청주 100ml, 간장 2t, 올리브오일 1/2t,
> 소금 · 후추 약간

❶ 냄비에 올리브오일을 두르고 불을 켜서 기름이 뜨거워지면 편 썰기한 마늘을 넣고 옅은 갈색이 될 때까지 굽는다.

❷ 버섯은 먹기 좋은 크기로 자르고 다시마는 행주로 닦아 둔다.

❸ 마늘이 적당히 구워지면 냄비에 물과 청주, 다시마, 버섯을 넣고 끓인다. 국물이 끓으면 다시마를 건져 내고 계속 끓인다. 중간중간 거품을 걷어 낸다.

❹ 적당히 끓었으면 간장, 소금, 후추를 넣어 한소끔 끓이면

완성.

* 돼지고기 된장국(2인분)

> 돼지고기 200g, 곤약 100g, 양파 1개, 당근 1/2개,
> 표고버섯 2개, 대파 10cm,
> 물 500ml, 된장 1.5T, 청주 1T

❶ 돼지고기는 한입 크기로 썰고 양파와 표고버섯은 채썰기를 한다. 곤약은 뜨거운 물에 데쳐서 냄새를 제거한 후 수제비를 뜨듯이 손으로 적당한 크기로 만든다.
❷ 냄비에 기름을 두르고 돼지고기, 당근, 양파, 표고버섯을 넣고 볶는다. 채소의 향이 올라오면 청주를 넣고 좀 더 볶는다.
❸ 고기가 적당히 익었을 때쯤 물과 곤약을 넣고 약불로 15분 정도 끓인다. 중간중간 거품을 걷어 낸다.
❹ 된장을 풀고 한소끔 더 끓인 후 송송 썬 파를 얹으면 완성.

점심 & 저녁 식단 간단 레시피

* 닭 가슴살볶음

> 닭 가슴살 1개, 마늘 1/2개, 감자녹말 2t,
> 발사믹 식초 2T, 청주 1T, 올리브오일 1T, 소금 1/3t, 후추 1/4t

❶ 닭 가슴살은 포를 뜨듯이 잘라서 소금, 후추로 간을 하고 그 위에 감자녹말을 골고루 뿌린다.
❷ 프라이팬에 올리브오일과 편으로 썬 마늘을 넣고 약한 불로 가열하여 마늘 향이 기름에 배도록 한다.
❸ 향이 우러나면 닭 가슴살을 넣고 중불로 올려서 고기를 굽는다.
❹ 고기가 노릇하게 구워지면 청주와 발사믹 식초를 두르고 고기와 잘 버무려지도록 좀 더 볶아 주면 완성.
* 칼로리 372kcal, 당질 6.6g, 단백질 45g

* 돼지고기 가지볶음

> 가지 1개, 돼지고기(간 것) 100g, 감자녹말 1T,
> 대파(다진 것) 4T, 생강(다진 것) 1T, 마늘(다진 것) 2t,

식용유 적당량,

양념장(두반장 2t, 청주 2t, 간장 2T, 에리스리톨 1.5T, 식초 2t,

치킨 스톡 150ml)

❶ 가지는 어슷하게 삼각형 모양으로 자르고 감자녹말을 뿌린다.
❷ 프라이팬에 식용유를 충분히 두르고 강한 불로 튀기듯이 가지를 구운 후 다른 그릇에 옮겨 둔다.
❸ 프라이팬에 돼지고기와 대파, 생강, 마늘을 넣고 볶는다.
❹ 고기가 적당히 익으면 양념장과 가지를 모두 넣고 잘 버무려 지도록 좀 더 볶아 주면 완성.

* 돼지고기 생강구이

돼지고기(구이용) 360g, 양배추 1/4개,

케첩 0.5T, 식용유 적당량,

양념장(간장 25ml, 청주 0.5T, 생강(간 것) 0.5T, 두반장 3/4t,

스테비아 적당량)

❶ 볼에 양념장 재료를 모두 넣고 잘 섞어서 양념장을 만든다.
❷ 강한 불로 프라이팬을 적당히 달군 후 식용유를 두르고 한입

크기로 자른 돼지고기를 넣는다. 이때 젓가락이나 스패출러를 이용하여 고기를 저어서 열을 골고루 받도록 해 준다.
❸ 고기가 살짝 익으면 먼저 양념장을 넣고 섞어 준 후에 다시 케첩을 넣고 골고루 섞으면서 고기가 다 익을 때까지 굽는다.
❹ 고기가 다 익으면 양배추 등 채소와 곁들여 먹는다.

* 오믈렛

> 달걀 2개,
> 버터 1T, 올리브오일 1T, 청주 2t, 소금·후추 약간
> 필링 60g(햄, 베이컨, 소시지, 페페로니)

❶ 달걀을 깨서 볼에 담고 휘저어서 흰자와 노른자를 섞는다. 적당히 섞이면 소금, 후추, 청주를 넣고 다시 잘 섞어 준다.
❷ 필링 재료는 잘게 썰어서 프라이팬에 살짝 볶은 후 다른 그릇에 옮겨 놓는다.
❸ 프라이팬에 버터와 올리브오일을 넣어 기름을 골고루 입힌 후 달걀물을 붓는다. 이때 불의 세기는 중불로 한다.
❹ 달걀이 익으면서 거품이 생기기 시작하면 필링 재료를 달걀 위에 얹는다. 달걀 면적의 절반 부분에 재료를 얹는다.
❺ 달걀이 적당히 익었으면 필링이 없는 부분을 접어서 필링 재

료를 덮어 주면 완성.

* 원한다면 파슬리나 바질 등의 허브를 뿌려 준다.

* 연어 데리야키

> 연어 캔(120g) 6개, 마늘 2쪽,
> 버터 4T, 레몬 제스트 1T, 간장 240ml, 겨잣가루 1/3t,
> 청주 60ml, 에리스리톨 4T

❶ 유리나 도자기로 된 그릇에 연어를 넣고 그 위에 간장, 겨자, 다진 마늘, 청주, 에리스리톨을 잘 섞은 양념을 채운다. 그릇을 랩으로 덮은 후 냉장고에 4시간 동안 재워 둔다.

❷ 조리 30분 전에 연어를 냉장고에서 꺼내고, 작은 냄비에 버터를 미리 녹인 후 레몬 제스트를 섞어서 소스를 만든다.

❸ 양념에서 꺼낸 연어를 프라이팬에 올리고 미리 만들어 둔 버터 소스를 끼얹으며 6~8분 정도 구우면 완성.

* 마카다미아 슈림프

> 냉동 새우살 20마리(약 350g), 달걀 1개, 마카다미아 300g,
> 올리브오일 60ml, 소금 · 후추 약간

❶ 새우는 씻어서 물기를 제거하고 달걀은 소금과 후추를 넣고 잘 풀어 준다. 마카다미아는 볶은 후 갈아서 가루로 만든다.
❷ 달걀물과 마카다미아 가루를 각각 얕은 쟁반에 담아서 새우에 옷을 입히기 쉽도록 준비해 둔다.
❸ 프라이팬에 올리브오일을 붓고 중불로 가열한다.
❹ 새우를 달걀물에 적셨다가 다시 마카다미아 가루를 입힌 후 프라이팬에서 겉이 바삭해지도록 튀기듯이 구우면 완성.
* 마카다미아 대신 코코넛롱을 사용하면 코코넛 슈림프가 된다. 이때는 조리용 기름을 올리브오일과 코코넛 오일을 1 : 1로 사용하는 걸 추천한다. 만드는 과정은 동일하다.

* 소고기 버섯구이

소고기(스테이크용) 200g, 새송이버섯 2개, 마늘 1쪽,
버터 1.5T, 올리브오일 2T, 청주 60ml, 소금 · 후추 적당량

❶ 소고기와 버섯은 적당한 크기(2.5×2.5cm)로 깍둑썰기를 한다.
❷ 프라이팬에 버터를 녹인 후 소고기를 넣고 강한 불에서 주걱으로 자주 저어 가면서 골고루 익을 때까지 굽는다. 중간에 소금과 후추를 적당량 뿌려 준다. 겉이 노릇하게 익으면 접시

에 옮겨 둔다.

❸ 프라이팬에 올리브오일을 붓고 강한 불에서 다진 마늘을 1분 정도 볶는다. 추가로 버섯을 넣고 표면이 골고루 노릇해지도록 저으면서 2~3분 동안 굽는다.

❹ 여기에 청주를 붓고 술이 다 흡수될 때까지 굽는다. 적당량의 소금과 후추로 마무리하고 ❷의 소고기와 곁들여 먹는다.

* 토마토 달걀볶음

> 달걀 3개, 토마토 1개, 양파 1/4개, 생강 1t, 감자녹말 1/2t, 청주 1T, 케첩 1T, 올리브오일 2T, 소금 1t

❶ 볼에 달걀, 청주, 소금 1/2t를 넣고 잘 섞어 준다. 다른 그릇에는 감자녹말과 물 1T를 넣고 풀어 준 후에 케첩을 넣어서 잘 섞어 준다.

❷ 프라이팬에 올리브오일 1.5T를 넣고 강한 불로 달군다. 기름이 뜨거워지면 양파를 넣고 향이 날 때까지 20초 정도 볶은 후 달걀을 붓는다. 달걀은 스크램블을 하듯 주걱으로 중간중간 저어 주며 익힌다. 아래쪽은 익었지만 위쪽은 흐를 것 같은 정도가 적당하다. 익은 달걀은 다른 그릇에 옮겨 둔다.

❸ 토마토는 속을 파내고 8등분으로 자른다. 프라이팬에 올리

브오일 0.5T를 두르고 강한 불에서 생강을 넣고 15초 정도 볶다가 토마토와 소금 1/2t를 넣고 가끔씩 저어 가며 굽는다. 토마토가 뭉근하게 익으면서 빠져나온 토마토즙이 약간 진득한 정도가 되면 중불로 줄이고 녹말과 케첩을 섞은 소스를 넣어 걸쭉해질 때까지 끓인다.

❹ 달걀을 주걱으로 몇 개의 조각으로 자른 후에 프라이팬에 넣고 토마토와 잘 버무려 준다.

* 대파 돼지고기찜

삼겹살(수육용) 500g, 대파 3뿌리,
청주 50ml, 간장 50ml, 물 100ml

❶ 파는 흰 밑동만 10~15cm 길이로 잘라서 냄비 바닥에 깐다.
❷ 삼겹살은 3×6cm 정도의 덩어리로 자른다.
❸ 대파 위에 고기를 한 층 깔고 청주, 간장, 물을 부은 후 뚜껑을 덮고 강불로 끓이기 시작한다.
❹ 끓으면 약한 불로 줄인 후에 고기가 익을 때까지 30~40분 정도 끓이면 완성.

✱ 닭 다리살 수육

> 닭 다리살 200g, 파 10cm, 다진 생강 1t,
> 청주 2T

❶ 닭 다리살은 껍질과 지방을 제거하고 잘 씻는다.
❷ 냄비에 물을 넣고 끓인다. 물이 끓으면 약불로 줄이고 닭 다리살과 파, 생강, 청주를 넣고 30분 정도 삶는다.
❸ 다 삶아진 고기는 꺼내서 찬물에 넣어서 식힌 후 물기를 잘 닦아 내고 먹기 좋은 크기로 자른다.
❹ 그릇에 고기를 담은 뒤 적당량의 소스를 뿌리고 쑥갓이나 깻잎처럼 향이 있는 채소를 곁들이면 완성.